CONTRIBUTION

A L'ÉTUDE DES

# LÉSIONS TRAUMATIQUES

## DU GLOBE DE L'ŒIL

### Chez les Travailleurs

PAR LE DOCTEUR

GABRIEL GALLERAND

*Médecin de la Marine*

LYON

IMPRIMERIE A. WALTENER ET Cie

14, RUE BELLECORDIÈRE, 14

1881

CONTRIBUTION

A L'ÉTUDE DES LÉSIONS TRAUMATIQUES DU GLOBE DE L'ŒIL

CHEZ LES TRAVAILLEURS

CONTRIBUTION

A L'ÉTUDE DES

# LÉSIONS TRAUMATIQUES

# DU GLOBE DE L'OEIL

## Chez les Travailleurs



PAR LE DOCTEUR

GABRIEL GALLERAND

*Médecin de la Marine*

LYON
IMPRIMERIE A. WALTENER ET Cie
14, RUE BELLECORDIÈRE, 14

1881

# AVANT-PROPOS

Notre intention, en choisissant ce sujet pour notre thèse inaugurale, n'a pu être de nous livrer à l'étude de toutes les lésions que l'on est exposé à observer à la suite des traumatismes du globe de l'œil ; il faudrait une expérience autrement grande que la nôtre, pour traiter dignement un sujet si vaste. Aussi, pour ne pas sortir des limites dans lesquelles nous trouvons prudent de nous enfermer, nous occuperons-nous uniquement des affections relevées dans nos observations et nous les ferons suivre de quelques commentaires pratiques. Cette obligation que nous nous imposons nous mettra dans la nécessité de passer sous silence ou de glisser sur des points cependant importants, mais qui, ne se rattachant à aucune de nos observations, nous entraîneraient trop loin.

Notre travail sera divisé en cinq chapitres répartis de la façon suivante :

CHAPITRE I. — **Généralités : fréquence, causes, corps vulnérants.**

CHAPITRE II. — **Observations, lésions produites.**

1° Lésions superficielles { Conjonctivite. Plaies simples de la cornée. Plaies simples de la sclérotique.

2° Lésions profondes { Plaies avec hernie ou déchirure de l'iris. Cataracte traumatique. Plaies profondes (corps ciliaire, choroïde, humeur vitrée, rétine). Troubles sympathiques.

CHAPITRE III. — **Symptômes et marche.**

CHAPITRE IV. — **Pronostic, terminaisons.**

CHAPITRE V. — **Traitement, prophylaxie.**

# CHAPITRE I

## GÉNÉRALITÉS

*Fréquences, causes, corps vulnérants.* — Depuis plusieurs années l'attention des médecins a été attirée, d'une façon toute spéciale, sur la fréquence des lésions traumatiques du globe de l'œil, et la littérature médicale française dénuée pendant longtemps de traités spéciaux sur un sujet pourtant si intéressant, n'a pas tardé à s'enrichir des articles de Legouest dans son traité de la chirurgie d'armée, de Follin et Duplay dans leur traité de pathologie externe, des ouvrages de Galezowski et de Wecker et enfin tout dernièrement du traité des blessures du globe de l'œil du Dr Yvert, auquel nous aurons à faire de nombreux emprunts dans le courant de ce travail.

Au point de vue des traumatismes de l'œil, le champ d'observation des médecins de la marine étant assez vaste, la fréquence toujours croissante de ces sortes de lésions ne pouvait manquer d'attirer leur attention D'après les relevés du Dr Yvert sur les registres de clinique du Dr Galezowski, sur 5465 cas de maladies des yeux, on trouve 342 cas de traumatismes, blessures ou corps étrangers du globe de l'œil, ce qui fait un peu plus de 6 affections traumatiques pour 100 affections de l'œil.

Nous sommes loin d'avoir en mains des données assez importantes et assez complètes pour fixer, avec autorité, un chiffre en matière de statistique : il nous suffira de dire qu'en consultant les registres de clinique de l'hôpital maritime de Brest depuis 1869, et ceux de l'hôpital maritime de Toulon depuis 1873 seulement, nous avons réuni sans peine 33 observations dont plusieurs sont malheureusement incomplètes. Mais ces recherches nous ayant permis de constater que les dossiers cliniques de plusieurs malades que nous avions eu l'occasion de suivre, à une époque où nous ne songions pas à faire ce travail, avaient disparu, nous ne pouvons que conclure que notre chiffre de 33 pour 14 années, tant à Brest qu'à Toulon, est certainement bien au dessous de la vérité.

*Pourquoi ces sortes de lésions sont-elles si fréquentes ?* — C'est que les causes en sont multiples et variées. Il est évident que certaines professions y exposent tout particulièrement, mais il n'en est pas moins vrai que, dans la vie civile aussi bien que dans la vie militaire, dans la classe aisée comme dans la classe laborieuse, chacun se trouve exposé, presque sans défense, aux lésions d'un organe qui, dans sa partie antérieure, se trouve à nu, à moins qu'il ne soit recouvert par le mince voile des paupières fermées, ce qui n'est généralement pas le cas, surtout chez les travailleurs.

Mais pour ne pas nous éloigner de notre sujet, nous est-il possible d'expliquer pourquoi ces lésions de l'œil sont devenues plus fréquentes, notamment dans les hôpitaux de la marine, depuis une vingtaine d'années. La raison de ce fait se trouve certainement dans l'extension considérable qu'a pris dans nos arsenaux le travail du fer et de l'acier. En effet, l'application de la vapeur à tous les bâtiments de notre flotte et par conséquent la construction et la réparation des différentes pièces de machines, l'adoption de la tôle dans les constructions navales, enfin ces formidables cuirasses d'acier, ne sont-elles pas autant de raisons suffisantes pour expliquer l'extension continuelle des ateliers destinés au travail du fer et de l'acier, ateliers qui naturellement se peuplent d'ouvriers spéciaux. Aussi, en consultant les 33 observations que nous avons réunies, trouvons-nous l'énorme proportion de 24 lésions produites par des éclats de fer ou d'acier, contre 4 seulement par éclats de pierres, 1 par éclat de balle, 1 par piqûre d'aiguille, 1 par un coup de couteau.

Du reste ces chiffres concordent parfaitement avec ceux donnés par le Dr Yvert qui, sur 80 cas de corps étrangers de la cornée, trouve 75 fois des particules métalliques; c'est qu'en effet les mêmes causes que nous avons constatées dans nos arsenaux se retrouvent dans l'industrie. Puisque nous venons d'invoquer la statistique du Dr Yvert, nous pourrons encore remarquer avec lui, que l'œil qui est le plus souvent atteint est l'œil droit; mais nous ajouterons cette restriction : dans une certaine catégorie d'ouvriers.

*Comment expliquer ce fait?* — Nous ne voyons pas de raisons pour repousser celle que donne ce savant observateur. « Pourquoi, nous dira-t-on, la « proportion bien plus grande de corps étrangers « métalliques sur l'œil droit que sur l'œil gauche? « Nous croyons avoir trouvé l'explication de cette « différence dans ce premier fait: que la plupart des « ouvriers qui travaillent les métaux sont droitiers; « et sur le second fait de la saillie formée par le « nez. Si l'on veut bien, en effet, se représenter « pour un instant la position dans laquelle travaille « l'ouvrier droitier, on comprendra facilement que « les particules métalliques projetées à chaque ins- « tant par les coups de ciseaux qu'il donne, sont « lancées presque toujours vers la droite. D'ailleurs « dans cette position, la saillie du dos du nez forme « comme un écran, qui protège l'œil gauche. »

Il est bien évident que cette explication ne peut s'appliquer qu'aux ouvriers qui se livrent à des travaux minutieux, comme les ajusteurs, les tourneurs, les burineurs, etc. et que si un manœuvre est blessé à l'œil droit plutôt qu'à l'œil gauche, on ne peut invoquer une autre cause que le hasard.

Chez nos 33 malades, nous trouvons l'œil droit lésé 19 fois; mais en tenant compte de nos deux catégories d'ouvriers, nous voyons chez 16 ajusteurs, burineurs, l'œil droit blessé 12 fois; et chez 17 ouvriers employés à de gros travaux, l'œil droit n'a été atteint que 7 fois.

Ces chiffres viennent donc à l'appui de l'ingénieuse explication que nous venons de citer.

# CHAPITRE II

## LÉSIONS PRODUITES — OBSERVATIONS

Les lésions produites par les différents corps que nous avons déjà énumérés, ont été les unes superficielles, les autres profondes.

*Blessures de la conjonctive.* — Nous n'avons dans nos observations que deux cas de lésion de la conjonctive sans qu'aucune des autres membranes ait été atteinte.

### OBSERVATION I. — Conjonctivite

Le 19 août 1880, le nommé Ledref, 48 ans, journalier dans le port de Brest, nettoyant une caisse à eau, reçut des débris de rouille dans l'œil droit. Douleur vive aussitôt, les camarades du blessé enlevèrent plusieurs des débris de rouille. Le lendemain une violente conjonctivite oblige le malade à entrer à l'hôpital où plusieurs morceaux de rouille sont encore enlevés, laissant à leur place une petite ulcération blanchâtre à peine perceptible.

Photophobie, la vue est conservée.

*Traitement.* — Eau de Sedlitz à l'entrée du malade, pansement à l'eau froide, collyre au sulfate de zinc.

Cinq jours après son entrée le malade sort guéri.

OBSERVATION II — CORPS ÉTRANGER DE LA CONJONCTIVE.

Le 5 mars 1876, le nommé Tranwez, Amédée, 28 ans, ouvrier aux bâtiments en fer à Brest, reçut en travaillant un morceau de burin en fer dans l'œil gauche: cette paillette s'est incrustée dans la conjonctive bulbaire qui est rouge et saignante. La cornée est parfaitement intacte, Il n'y a ni douleurs, ni troubles de la vision.

Le corps étranger est enlevé sans peine et 3 jours après le malade sort sur sa demande étant encore porteur d'une plaie de la conjonctive en bonne voie de guérison.

*Traitement.* — Calomel 1 gr. puis compresses émollientes.

*Blessures superficielles de la cornée.* — La membrane oculaire que nous avons trouvée le plus souvent lésée est la cornée, 19 cas sur 33 observations, 10 fois seule, 9 fois l'iris était intéressé. Quant au genre de lésion, nous constatons 4 plaies simples, 2 plaies contuses, 3 corps étrangers implantés dans la cornée et 1 plaie pénétrante ne dépassant pas la cornée.

Les chiffres relevés par le Dr Yvert sont ici un peu en désaccord avec les nôtres, et nous n'avons pas la prétention d'opposer nos observations aux 342 cas sur lesquels il s'appuie pour constater 41,5 % de cas de corps étrangers de la cornée contre 6,5 % seulement de blessures simples ; mais peut-être pourrions-nous essayer d'expliquer ce désaccord en faisant remarquer que, le plus souvent, l'ouvrier civil ne se décide à se présenter à une consultation même gratuite, que poussé par l'inquiétude ou par une douleur vive et persistante, aussi les cas légers doivent-ils échapper à la statistique. L'ouvrier de la marine, au contraire, sachant que toute blessure contractée en service commandé peut, dans le cas où elle entraîne certaines infirmités prévues par le règlement, lui valoir une pension de l'Etat, se garde bien de laisser passer une blessure, si légère qu'elle soit, sans venir réclamer tout au moins un certificat du médecin. Nous verrons, en effet, que plusieurs des cas que nous allons citer ont été d'une extrême bénignité.

OBSERVATION III. — Plaie de la cornée, hypopion.

Quaranta, Michel, 34 ans. Le 13 mars 1880, cet homme en frappant avec une masse sur un gros bloc de pierre, en reçut un éclat dans l'œil droit. Le 15, à son entrée à l'hôpital, on constate une plaie de la cornée dans le champ de l'ouverture pupillaire, une conjonctivite consécutive accompagnée de vives douleurs dans le globe oculaire et s'irradiant jusqu'au front. — Collyre à l'atropine, compresses émollientes.

Le 20 la conjonctive est très-injectée, les douleurs vives, pas de sommeil. — Collyre à l'atropine, sulfate de quinine 0 gr. 40. Chloral 2 gr.

26-27. Ulcération de la cornée qui se ramollit, devient terne et opaque, menace de perforation. — Bandage compressif, collyre à l'ésérine.

29. — Les douleurs sont devenues plus vives, et l'aide du couteau de Graefe on pratique au niveau de l'ulcération de la cornée une incision qui donne issue à un petit jet de pus. — Sulfate de quinine 0 gr. 40. collyre à l'atropine. — Compresses émollientes.

A partir de ce moment l'amélioration ne s'est pas démentie un seul jour et le 2 mai le malade sort ayant encore besoin de soins, mais ayant recouvré presque complètement la fonction de l'œil.

OBSERVATION IV. — Plaie de la cornée droite

Grassin, Victor, 40 ans, Ouvrier. Le 12 septembre 1879 cet homme a reçu un éclat de fer qui a frappé l'œil droit. A son entrée à l'hôpital on constate sur la cornée une ulcération linéaire dirigée du haut en bas. Vive rougeur de la conjonctive oculaire et palpébrale, larmoiement, acuité visuelle diminuée, douleur empêchant le sommeil, pas de fièvre.

Eau de Sedlitz — compresses chaudes — atropi

Le 15 les douleurs ont disparu.

Le 19 le malade sort complètement guéri.

### OBSERVATION V. — Plaie de la cornée droite.

Delmolino, Aristide, 17 ans, Apprenti. — Le 15 décembre 1875, ce jeune homme eut le globe de l'œil frappé par une broche d'acier mesurant 12 cent. de long et 15 m/m de diamètre à l'extrémité qui a porté ; mais le blessé ayant instinctivement fermé les yeux au moment de l'accident, le globe oculaire n'a pas été directement touché. On constate une ecchymose occupant toute la paupière supérieure et le bord libre de la paupière inférieure.

La sclérotique est fortement congestionnée. La conjonctive palpébrale est très-rouge et forme un chémosis autour de la cornée, sur laquelle on constate une petite plaie, sans hernie de l'iris, située à la partie externe et supérieure de son diamètre équatorial.

Eau de Sedlitz — onction belladonée, collyre calmant, occlusion des yeux, 4 sangsues.

Le 16, élancements dans l'œil malade, pas de sommeil, pouls 100. — 5 sangsues.

Le lendemain la douleur et la fièvre ont presque disparu et le 21, 6 jours après l'accident, le malade sort guéri.

### OBSERVATION VI. — Plaie de la cornée droite.

Musellec, Marc, Calfat, 35 ans. — Le premier juillet 1873 cet homme travaillant au radoubement de la *Virginie* est frappé à l'œil droit par un clou d'un volume assez considérable. Il fut pris immédiatement de vertiges et obligé de s'appuyer pour ne pas tomber. A l'hôpital on constate de la rougeur et un gonflement des 2 paupières; forte vascularisation de la conjonctive; larmoiement continuel, la sclérotique est fortement injectée; la cornée présente quelques éraillures transversales, qui situées dans le champ de la vision, rendent celle-ci presque impossible.

Collyre au sulfate d'atropine.

Aucune complication; au bout de 15 jours le malade sort guéri.

OBSERVATION VII. — Plaie contuse de la cornée droite

Botons, Jean, ouvrier 38 ans. — Le 10 septembre 1871 cet ouvrier en burinant de la fonte reçut un éclat dans l'œil ; il en est résulté une légère plaie contuse de la cornée, pas de douleur mais la vue est trouble. 6 jours après le malade sort guéri.

OBSERVATION VIII.—Plaie contuse de la cornée gauche

Delpeche, Guillaume, 30 ans. Le 27 mars 1878 cet ouvrier terrassier, en brisant une pierre, fut frappé à l'œil gauche par un petit éclat. Le choc fut peu violent et le malade le ressentit à peine. *Pendant toute la nuit et la matinée du jour suivant aucune douleur n'est survenue.* Ce n'est que dans la soirée que le blessé a commencé à souffrir et s'est décidé à entrer à l'hôpital. Il est alors porteur d'une plaie contuse située en dedans au point de réunion de la cornée et de la sclérotique. Conjonctivite légère.

4 Sangsues, atropine, occlusion double, le lendemain calomel.

Au bout de 8 jours le malade sort guéri.

OBSERVATION IX. Corps étranger de la cornée gauche.

Rigambert, Silvestre, 20 ans, quartier-maitre mécanicien. Le 27 juillet 1877 cet homme occupé à piquer les tubes d'une chaudière reçut dans l'œil gauche plusieurs éclats de fer dont un morceau s'implanta à la partie interne de la cornée et fut enlevé à l'hôpital. Une petite tache située au centre de la cornée fit croire à la présence d'un 2e éclat, mais rien n'a pu être enlevé.

Compresses glacées.

Le 4 août, la cornée ne présente plus ni rougeur ni douleur, le malade sort guéri.

OBSERVATION X. — Corps étranger de la cornée droite.

Guilcher, Pierre, charpentier, 21 ans. En rabotant du bois, cet homme a recu dans l'œil un morceau de bois qui s'est implanté dans la cornée en bas et en dedans. Photophobie et hyperhémie notable de la sclérotique et de la cornée, Le corps étranger est enlevé.

Collyre au sulfate de zinc, occlusion.

5 jours après guérison.

OBSERVATION XI. — Corps étranger de la cornée droite

Brissard, Eugène, 21 ans, ouvrier chauffeur. Le 19 août 1880, ce matelot, en burinant une pièce d'acier en reçut quelques éclats dans l'œil droit. Douleur vive au moment de l'accident; à l'hôpital on constate la présence dans l'épaisseur des lames de la cornée de deux paillettes métalliques assez considérables. On les extrait immédiatement; la cornée n'a pas été traversée, pas de kératite.

Eau de Sedlitz, compresses froides, atropine.

5 jours après l'accident, la douleur a complètement disparu, il ne reste plus qu'une taie assez étendue à la place des paillettes, le malade sort.

OBSERVATION XII. — Plaie pénétrante de la cornée gauche par instruments piquant.

Provenzano, Pascal, 21 ans, matelot. Le 9 mars 1877, ce matelot a reçu dans l'œil un coup d'aiguille qui a piqué la cornée vers son milieu et a déterminé une kératite et une ulcération au point lésé. La transparence de la cornée est détruite, il existe un point purulent vers le centre et il paraît y avoir de l'hypopion dans la chambre antérieure. La conjonctive oculo-palpébrale est enflammée, il existe une forte injection périkératique et des douleurs lancinantes intra-oculaires, ainsi qu'à la région sus-orbitaire.

La vision est très diminuée, la photophobie et le larmoiement considérables.

Collyre à l'opium, vésicatoire.

Le 11, le malade n'accuse plus de douleurs dans l'œil gauche, mais la conjonctive de l'œil droit est injectée, les paupières étaient agglutinées le matin.

Purgatif salin, atropine, compresses émollientes.

Le 14 on constate une amélioration très sensible de l'œil gauche, la transparence n'en est plus troublée que par un léger nuage. Le dépôt jaunâtre dans le fond de la chambre antérieure paraît s'être résorbé, la vision est revenue, mais la conjonctive est fortement injectée.

Même soins.

Le 23 mars, le malade sort de l'hôpital avec une petite tache de la cornée ; la vision s'effectue normalement.

Je terminerai cette longue liste des blessures de la cornée par une observation malheureusement très incomplète, et que le diagnostic porté en tête de la feuille de clinique ne me permet pas de classer bien exactement. Je ne veux cependant pas la passer sous silence car le résultat de la lésion a été la perte de l'œil.

OBSERVATION XIII. — Plaie contuse et phlegmon de l'œil droit. — Désorganisation de l'œil.

Martin, Antoine, 21 ans, ouvrier. Entré à l'hôpital le 13 mai 1879. Il y a 8 jours cet homme a reçu un éclat de pierre dans l'œil droit; au moment de l'accident peu de sang s'est écoulé, mais le gonflement est venu très rapidement accompagné de fièvre et de douleurs. Les parents appliquent un vésicatoire sur le cou du malade. A son entrée à l'hôpital on remarque de la rougeur et une teinte ecchymotique de la paupière supérieure, gonflement considérable s'opposant à l'examen de l'œil : fort chémosis.

*Traitement.* — Scarifications, cataplasmes, chloral 4 gr.

Le 20 le gonflement a bien diminué mais la suppuration est abondante. Le malade reste soumis pendant 2 mois aux mêmes soins et le 5 juillet nous le voyons sortir de l'hôpital avec la note suivante : accuse toujours quelques douleurs orbitaires, ne peut ouvrir l'œil malade, suppuration peu abondante ; le globe de l'œil ayant été désorganisé, il y a tendance à l'entropion.

*Blessures de la sclérotique.* — Nous n'avons pu réunir que 3 observations de lésions de la sclérotique ; ces 3 cas ne nous offrant que des exemples de plaies simples et de peu d'intérêt, nous les citerons le plus brièvement possible.

### OBSERVATION XIV. — Plaie de la sclérotique droite.

Sixion, Louis, 35 ans, ouvrier. Le 18 avril 1876, a été atteint à l'œil droit par une paillette de fer qui a produit une plaie contuse de la sclérotique, siégeant à 3 m/m en dedans de la cornée et un peu au dessous de son diamètre transverse. Conjonctive très légère.

*Traitement.* — Eau froide.

Sort guéri 4 jours après.

### OBSERVATION XV. — Plaie de la sclérotique gauche. Ecchymose sous-conjonctivale.

Josse, Achille, 27 ans, ouvrier. En burinant une tôle

d'acier, le 18 avril 1877, cet homme reçut dans l'œil un petit éclat de métal dont la pointe a déchiré la sclérotique depuis le bord de la cornée jusqu'à l'angle interne de l'œil. Ecchymose sous-conjonctivale, pas d'épanchement dans la chambre antérieure ; la vision est conservée.

*Traitement.* — Purgatif salin, eau froide.

Sort sur sa demande le 28, complètement guéri.

OBSERVATION XVI. — PLAIE DE LA SCLÉROTIQUE GAUCHE.

Lagrange, Jean, 23 ans, soldat. Le 25 janvier 1877, cet homme reçut par mégarde un coup de couteau à la partie inférieure de l'œil. Il en résulta sur la sclérotique une petite plaie de 1 centimètre environ, située au-dessous de la cornée et paraissant intéresser l'iris qui ne fait pas hernie. Au moment de l'accident, douleur vive s'irradiant dans le fond de l'œil ; céphalalgie ; le malade peut à peine distinguer un objet placé devant lui.

*Traitement.* — Compresses froides, atropine, binocle.

Le 31 janvier, l'inflammation et la douleur ont disparu, la vision se fait un peu mieux. Le 10 février l'examen ophthalmoscopique ne révèle aucune lésion des membrames transparentes ou profondes de l'œil, la pupille se contracte normalement, le malade sort le 7 mars, se plaignant pourtant de ne pas voir bien distinctement.

## LÉSIONS PROFONDES

*Lésions de l'iris.* — Parmi les lésions profondes du globe de l'œil que nous avons pu réunir, nous citerons en première ligne comme étant les plus fréquentes, les plaies de la cornée ou de la sclérotique avec déchirure ou hernie de l'iris.

Sur 9 observations de ce genre, je trouve 4 cas de

déchirure de l'iris, 6 cas de hernie à la suite de 5 plaies de la cornée et une de la sclérotique par éclat de fer ou d'acier.

OBSERVATION XVII. — Corps étranger de la cornée droite, plaie pénétrante, déchirure de l'iris.

Le Mignon, Claude, 32 ans, ouvrier. Une paillette de fer, incrustée dans les lames de la cornée, a pu être enlevée avec la pointe d'une lancette; ce corps étranger a traversé complètement la cornée et divisé l'iris qui présente une déformation très prononcée, mais ne fait pas hernie; injection de la conjonctive, photophobie légère.

*Traitement.* — Pansement occlusif, atropine, purgatifs par le calomel.

Le malade sort guéri 11 jours après l'accident.

OBSERVATION XVIII. — Plaie et perforation de la cornée droite, déchirure de l'iris.

Coulin, Henri, 30 ans, ouvrier. Le 12 février 1880, cet ouvrier reçut dans l'œil un éclat de fer d'environ 3 millimètres de longueur, qui produisit sur la cornée une plaie linéaire parfaitement nette, mesurant 1 centimètres 1/2 environ de longueur. Cette plaie se porte obliquement de haut en bas et de dedans en dehors. L'iris est déchiré dans le même sens, mais ne fait pas hernie. Le cristallin est un peu blanchâtre.

Le malade dit qu'au moment de l'accident il s'écoula un peu de sang et un liquide qui devait être de l'humeur aqueuse. A son entrée à l'hôpital la congestion était très forte, dès le lendemain elle avait disparu en partie.

La sensation de la lumière est conservée, mais le malade ne peut distinguer les objets.

*Traitement.* — Eau de sedlitz à son entrée, compresses froides, bandage occlusif.

Le 6 mars, 24 jours après son entrée, le malade sort parfaitement guéri avec une cicatrice linéaire de la cornée et la vue très bien conservée.

### OBSERVATION XIX. — Plaie pénétrante de l'œil gauche; déchirure de l'iris.

Marin, François, 22 ans, soldat. Le 8 août 1877, cet homme était occupé à couper du bois avec une hache, quand une écharde de bois pénétra dans son œil produisant une plaie de la cornée et du bord interne de l'iris; elle est obliquement dirigée de dehors en dedans dans le sens transversal et dans une étendue de 1 milimètre. Les bords de la plaie sont irréguliers. La pupille est dilatée; les objets paraissent troubles.

Hémorrhagie légère, douleurs très-vives: ecchymose considérable, les paupières sont très tumefiées.

*Traitement.* — Eau de Sedlitz, compresses émollientes, sangsues, les deux premiers jours, puis collyre à l'atropine, calomel et aloès à différentes reprises.

Le malade sort le 13 décembre avec une atrophie complète de l'œil gauche.

### OBSERVATION XX. — Plaie de la cornée, hernie de l'iris, synéchie consécutive.

Drogout, Joseph, 22 ans, matelot. Cet homme entre à l'hôpital le 23 mars 1880, afin qu'il soit statué sur son état. Deux mois avant cette date cet homme reçut en travaillant, un petit morceau d'acier dans l'œil droit. Il en résulta une plaie de la cornée avec hernie de l'iris et cette portion herniée fut excisée à bord. A la suite du traumatisme il y eut un léger hyphema qui se résorba rapidement. L'inflammation consécutive de l'iris fut traitée par des purgatifs et des instillations de sulfate d'atropine. Aujourd'hui le malade y voit peu et trouble. La pupille est dilatée et complètement déformée à sa partie externe par la présence d'une synéchie antérieure. A la partie externe de la cornée se voit une petite tache cicatricielle.

OBSERVATION XXI. — PLAIE DE LA CORNÉE GAUCHE HERNIE DE L'IRIS.

Le Bras, Yves 38 ans, matelot. Le 20 mai 1876 cet ouvrier charpentier étant occupé à couper la tête d'un rivet dans une chaloupe à vapeur, un éclat de fer se détacha et vint frapper l'œil gauche, produisant à la cornée une plaie verticale un peu oblique, de haut en bas et de dedans en dehors et occupant la limite externe de la cornée. Entre les lèvres de la plaie, le bord pupillaire est enclavé et fait hernie.

21 juin. La tumeur formée au côté externe de la cornée par l'enclavement de l'iris diminue peu à peu. La vision de cet œil est possible, mais se fait moins bien que normalement. La pupille est déformée.

Le malade sort quelques jours après.

*Traitement.* — Eau de Sedlitz à son entrée, atropine, compresses émollientes, binocle.

OBSERVATION XXII. — PLAIE DE LA CORNÉE DROITE AVEC HERNIE DE L'IRIS.

Creff, Paul, 33 ans, ouvrier tôlier. Le 13 mai 1876, cet homme reçut en burinant un éclat de fer de la longueur du doigt, qui vint frapper l'œil droit. Il sortit, paraît-il, un peu de sang et d'humeur aqueuse. et la cécité devint complète aussitôt. A son entrée le malade présente une forte rougeur de l'œil droit; une plaie transversale de la cornée avec hernie de l'iris et déformation de la pupille.

*Traitement* : Atropine, sangsues, pansement occlusif double, calomel.

18 mai. La partie herniée de l'iris forme un bourrelet de la

grosseur d'une lentille, on le touche avec un crayon de sulfate de cuivre. La conjonctive est encore un peu rouge, plus de photophobie. Malgré la déformation de la pupille dont le bord est adhérent, la vision se fait assez bien, quoique moins nette. Le malade sort le 3 juin.

OBSERVATION XXIII. — Plaie pénétrante de la sclérotique gauche, hernie de l'iris, datant de 15 jours.

Quideller, Michel, 18 ans, ouvrier. Entré le 1er Mai 1877 : a reçu en burinant une paillette de fer qui a traversé la sclérotique au niveau de son point de contact avec la cornée, du côté de l'angle interne. Le malade a continué à faire son service dans le port jusqu'à hier, jour où il a commencé à ressentir une vive douleur dans l'œil. A son entrée à l'hôpital on constate que la petite plaie de la sclérotique est marquée par la présence d'un petit sac transparent, dans lequel s'est faite une hernie de l'iris. La pupille est déformée, l'œil présente de légères traces de conjonctivite.

Le malade sort le 9 mai.

*Traitement* : Atropine, compresses émollientes, monocle.

OBSERVATION XXIV — Plaie de la cornée, hernie de l'iris, hyphéma, synéchie.

Yvince, Alexandre, 26 ans, ouvrier. Le 28 mai 1875 cet ouvrier a reçu un éclat de rivet dans l'œil gauche : on constate une plaie de la cornée intéressant son bord inférieur et interne. L'iris faisait hernie à travers la plaie, mais s'est spontanément réduite, cependant l'ouverture pupillaire reste déformée et on constate un épanchement sanguin dans la chambre antérieure.

31 mai. La plaie de la cornée tend à se cicatriser ; l'ouverture pupillaire est toujours déformée, la coloration de l'iris est semblable à celle de l'œil sain, l'hyphéma a diminué.

8 juin. La plaie cornéenne est cicatrisée, l'épanchement sanguin a complétement disparu ainsi que la conjonctivite, la déformation de la pupille est moins prononcée.

24 juin. Le malade sort de l'hôpital ayant encore un peu de synéchie antérieure et la vision trouble dans l'œil malade.

*Traitement.* — Purgatifs salins, atropine, eau froide.

OBSERVATION XXV. — Plaie de la cornée, hernie de l'iris, début de cataracte capsulaire antérieure.

Morel, Ernest, 30 ans, ouvrier. Le 10 novembre 1875 cet homme en travaillant à démolir une chaudière reçut un fragment de tôle dans l'œil gauche. Conduit à l'hôpital on constata une plaie de la cornée, siégeant à sa partie externe ; l'iris fait hernie, la conjonctive est très-rouge. Au moment de l'accident la vue devint trouble, il éprouvait de vives douleurs.

Le lendemain, la douleur avait beaucoup diminué et la vue était presque aussi distincte qu'à l'état normal ; mais dès le 13 on constatait une opacité commençante de la cristalloïde antérieure. Malgré la gravité de ce symptôme le malade demande son exeat.

*Traitement.* — Calomel, atropine, onctions belladonées monocle.

Après cette observation très-incomplète, mais qui nous montre un exemple de cataracte traumatique, débutant 3 jours après l'accident, nous allons citer deux autres observations de cette même lésion.

OBSERVATION XXVI. — Plaie pénétrante de la cornée droite, hernie de l'iris, contusion de la cristalloïde antérieure.

Le Gall, Jean-Marie, 23 ans, ouvrier. Le 8 juillet 1875 cet ouvrier a reçu dans l'œil un morceau de fer du poids de plusieurs grammes. A son entrée à l'hôpital, 2 jours après, on constate à la partie externe de la cornée une plaie linéaire verticale, ayant 6 ou 7 millim. de longueur. La pupille est déformée, et le bord de l'iris renversé en avant, vient s'enclaver entre les lèvres de la plaie cornéenne. Sur la cristalloïde antérieure on voit une opacité blanchâtre, en forme de tache allongée.

L'œil est rouge, larmoyant, peu douloureux ; photophobie assez prononcée, la vue est presque entièrement abolie du côté droit, Le 15, l'œil est très rouge, vives douleurs périorbitaires.

Le 20, pas de douleur malgré la congestion de l'œil ; la tache blanchâtre occupe presque tout le champ de la pupille, vision abolie.

Le 29 le malade n'a que la notion de la lumière. Il quitte l'hôpital le 20 août.

*Traitement.* — Calomel à l'intérieur ; sangsues à la tempe droite ; atropine, monocle.

Le 20 décembre nous retrouvons le malade à l'hôpital ; la cataracte occupe toujours tout le champ de la pupille, les objets ne peuvent être distingués, mais les perceptions lumineuses sont conservées ; la plaie de la cornée est cicatrisée, le malade sort 5 jours après.

OBSERVATION XXVII. — PLAIE CONTUSE ET PÉNÉTRANTE DE LA CORNÉE, DÉCHIRURE DE L'IRIS, CATARACTE TRAUMATIQUE

Devaux, Joseph, 25 ans, soldat. Le 12 mai 1880, ce militaire étant placé près d'une cible pour marquer les coups, a reçu dans l'œil gauche un fragment d'une balle qui s'était divisée sur un des montants en fer du but. Il en est résulté une plaie contuse de la cornée affectant la forme d'un petit triangle à sommet externe. Le bord libre de l'iris est échancré à sa partie externe par une petite déchirure. Le cristallin est opacifié, la vision a complètement disparu ; douleurs vives.

Le 11 juillet le malade sort, la plaie est complètement cicatrisée, mais il reste une opacité du cristallin qui empêche complètement la vision de se faire.

*Traitement.* — Atropine, pansements à l'acide borique, bandage double compressif.

Nous terminerons cette longue énumération par 6 exemples de lésions multiples, dont nous avons fait un seul groupe à part, vue la gravité de leurs conséquences, et aussi parce que les différentes lésions n'ayant pu être diagnostiquées bien nettement nous ne pouvions les classer dans une de nos précédentes divisions ni dans de nouvelles qui n'auraient compris que les blessures de la choroïde, de l'humeur vitrée ou de la rétine.

Dans ces 6 observations, le corps vulnérant n'a pas séjourné dans l'œil, il a été retiré par le blessé lui-même ou par ses camarades, cependant un de ces traumatismes s'est terminé par la mort. La dernière observation est un exemple de troubles sympathiques survenant dans l'œil gauche, 5 ans après une blessure suivie de staphylôme de l'œil droit.

OBSERVATION XXVIII. — Issue des humeurs de l'œil gauche, perte de la vue.

Lunven, Gabriel, 29 ans, ouvrier. Le 24 mai 1880 cet ouvrier est frappé à l'œil gauche par un morceau d'acier à bords tranchants et du volume d'une noisette. Le globe de l'œil est affaissé, une plaie de la cornée ayant donné issue non seulement à l'humeur aqueuse, mais aussi à une partie de l'humeur vitrée.

Après 3 mois de séjour à l'hôpital le malade sort avec le globe de l'œil définitivement atrophié..

OBSERVATION XXIX. — Plaie profonde du globe de l'œil droit.

Menez, Bernard, 34 ans, ouvrier. Le 11 juin 1872, cet ouvrier, travaillant au doublage de la *Dordogne* reçut dans l'œil droit un clou qui, au-dire du contre-maître qui l'a retiré, a pénétré à une profondeur de 15 millim. L'humeur aqueuse s'est écoulée au dehors avec du sang, l'iris fait hernie et est excisée, à l'entrée du malade à l'hôpital. Le globe de l'œil est affaissé, on n'est point sûr que le cristallin ne soit point sorti. Pas de conjonctivite ni de gonflement des paupières, lourdeur de la tête sans fièvre.

*Traitement.* — Instillation d'atropine, purgatif, pansement à l'eau froide.

Le 14. Gonflement considérable de la paupière supérieure. — 2 sangsues, occlusion des deux yeux.

Le 25. Suppuration abondante. Eau froide.

Matin, collyre : alun, 1 gr. eau 100 gr. — Soir, atropine.

Le 4 juillet. Les paupières présentent un gonflement qui augmente chaque jour. En soulevant la paupière supérieure on aperçoit l'œil tendant à sortir de l'orbite ; la partie antérieure qui fait saillie a un aspect jaunâtre.

*Traitement.* — Eau de Sedlitz, cataplasmes.

Le 5. Exophtalmie considérable, une ponction faite à l'œil donne issue à une petite quantité de pus.

Le 10. La conjonctive inférieure forme une tumeur d'un rouge vif, en dehors de la cavité orbitaire.

*Traitement.* — Collyre, borate de soude 4 gr., eau. 200 gr.,

Le 27. Le chémosis a disparu, l'occlusion des paupières peut se faire complètement.

Le 31 août, le malade était encore à l'hôpital.

## OBSERVATION XXX. — Plaie de la cornée droite, issue de l'humeur aqueuse ; perte de la vision de ce coté

Stéphan, Yves, 36 ans, ouvrier. Le 31 octobre 1879, cet ouvrier reçut dans l'œil droit un fragment de rivet. Au moment de l'accident, léger écoulement de sang. Le lendemain matin à l'hôpital on constate l'existence d'une petite plaie de 1 cent. décrivant une courbe à concavité supérieure, située à la partie externe de l'œil, intéressant la cornée et la sclérotique: l'humeur aqueuse s'est écoulée, les lèvres de la plaie sont infiltrées de pus, la conjonctive oculaire et palpébrale est fortement injectée: œdème de la paupière supérieure, phosphènes. Le corps étranger long de $0^{m}$ 01 a été extrait par le blessé lui même.

Aloës 1 gr. 5 sangsues à la tempe; compresses froides.

Le 13 et le 15 le malade a pendant le pansement de petites crises épileptiformes. — Bromure de potassium. 4 gr.

Le malade reste 4 mois à l'hôpital et sort sans avoir eu d'autres complications avec un certificat d'incurabilité.

OBSERVATION XXXI.— Plaie pénétrante de l'œil droit, désorganisation du globe oculaire.

Dijean, Mathieu, 54 ans, ouvrier. Entré à l'hôpital le 3 juin 1880; il y a 5 jours, cet homme a reçu un éclat métallique qui, au dire du malade, aurait frappé sur la paupière; cependant on ne constate rien de ce côté. Le globe de l'œil a été fortement intéressé à la partie externe et supérieure, où l'on constate une tache blanchâtre qui s'étend sur l'ouverture pupillaire. Au centre de cette tache, on remarque un petit cercle plus clair, légèrement transparent et qui fait hernie. L'œil est affaissé, aussitôt après le choc il s'est écoulé un liquide opalescent. La conjonctive est rouge; la vision abolie. Céphalalgie, dit avoir eu de la fièvre.

Compresses froides.

Le lendemain on excise la partie herniée qui avait augmenté de volume.

Les jours suivants, écoulement purulent assez abondant, douleurs orbitaires, inflammation de la conjonctive et des paupières.

Le malade sort le 12 juillet, 2 mois environ après l'accident, ayant le globe de l'œil complètement ramolli et atrophié, léger larmoiement; plus de douleurs.

OBSERVATION XXXII. — Large plaie pénétrante et contuse du globe oculaire droit avec hernie de l'iris, déchirure de la capsule et issue du corps vitré. — Méningo-encéphalite consécutive. Mort !

Bian, Jean, 42 ans, ouvrier. Le 20 janvier 1870, cet homme reçut dans l'œil droit un morceau de fer chaud de 5 cent. environ de longueur, de l'épaisseur d'une lame de ciseaux de trousse, et présentant des dentelures comme si on l'eût cassé. Perte de la vision aussitôt. Le malade a cherché à retirer le morceau de fer qui n'a pu être enlevé qu'à l'ambulance. A l'hôpital, on constate une large plaie pénétrante et contuse de tout le globe oculaire droit; l'iris fait hernie, la capsule est déchirée et le corps vitré sorti. Le malade souffre beaucoup de l'œil lésé, insommie.

*Prescription.* — Calomel 0,30 en 3 paquets. Onctions belladonées, légère compression sur l'œil blessé, monocle.

23. — Gonflement des paupières qui présentent une vesication produite par le fer chaud. Insomnie, céphalalgie, douleurs lancinantes dans l'orbite, chémosis.

*Prescription.* — 3 sangsues à la tempe droite. Eau de Sedlitz.

25-26-28. — Douleurs excessivement vives. Chémosis phlegmoneux considérable. Un peu d'hémorrhagie intra-oculaire, hernie de la conjonctive, qui empêche l'occlusion des paupières, fonte de la cornée.

*Prescription.* — Scarification de la conjonctive, sangsues, lavements purgatifs, compresses émollientes, légère compression.

1er Février. — Le malade est plus faible, il ne répond que lentement aux questions qu'on lui adresse, délire ce matin, pouls petit et déprimé. Une rougeur érysipélateuse occupant l'aile droite du nez, la joue, l'oreille droite et la partie droite du front apparaît ce matin.

*Prescription.* — 10 Sangsues à l'anus, vésicatoire au mollet. — Soir. — Délire dans la journée, vomissements alimentaires, pas de selles depuis 24 heures, peau très-chaude, pouls rapide, petit et très-irrégulier, somnolence continuelle. 2 gr. de scammonée.

2, 3, 4, Même état. Aloès, sulfate de quinine 0.40 en 2 pilules. Alcoolature d'aconit 4 gr. Vésicatoire à la jambe.

5, Selle involontaire, délire, perte de connaissance, pouls à 104, contractions fibrillaires fréquentes.

6, 7, Même état, pouls à 120.

8. Selle involontaire, délire continuel, pouls très petit, dépressible, très-irrégulier ne pouvant être compté. Transpiration très-abondante, respiration à 60,

Mort à huit heures du soir.

Autopsie pratiquée 13 heures après la mort.

*Habitude extérieure.* — Rigidité cadavérique, traces de vésicatoires sur les cuisses et les mollets. Plaie suppurée de l'œil droit.

*Cavité crânienne.* — Forte réplétion des sinus de la dure-mère et des veines adjacentes. La dure-mère incisée, on constate la présence d'une sérosité abondante, baignant une nappe purulente dense et généralisée à toute la périphérie des deux hémisphères et s'arrêtant brusquement au relief de la base du crâne. L'arachnoïde est adhérente par places à la pie-mère surtout au niveau de la base et des nerfs optiques ; elle est fortement injectée et distendue par du sang noir à demi-coagulé. La substance crânienne des hémisphères paraît infiltrée dans la portion grise des circonvolutions, mais aucun point de suppuration n'est constaté dans les centres nerveux proprement dits.

Aucun liquide anormal dans les ventricules.

*Œil droit.* — Aucun corps étranger, n'est constaté dans l'intérieur de cet organe, dont toutes les membranes sont densifiées et adhérentes les unes aux autres. Sa cavité est remplie d'un pus crémeux, qui sort à travers la chambre antérieure que ne recouvre plus la cornée fondue.

OBSERVATION XXXIII.— Plaie ancienne et perforante de l'oeil gauche; leucôme persistant de la cornée, staphylome partiel de la sclérotique et central de la cornée. Troubles sympathiques et tardifs de l'oeil droit.

Boignant, Jean-Marie, 34 ans, charpentier. Entré à l'hôpital le 10 novembre 1869 a été blessé, il y a 5 ans, à l'œil gauche par un éclat de bois qui fut retiré, mais a eu pour conséquence un leucôme persistant central de la cornée, à la face profonde de laquelle est accolé l'iris. Les synéchies antérieures paraissent très-solides.

Le globe est un peu ramolli et accru de volume. La cornée bombe notablement entre les paupières qu'elle écarte.

Il parait y avoir un ulcère chronique central avec albugo presque complètement opaque et comme crayeux. La sclérotique présente de petites tumeurs noires et perlées dans son 1/4 supérieur et interne surtout. Elles reposent sur la sclérotique, évidemment amincie dans une assez grande étendue et d'une mollesse remarquable au doigt explorateur.

Il y a de la conjonctivite, mais peu marquée dans le repos, très-rapidement accrue par le froid ou le vent.

Depuis quelque temps, cette susceptibilité croissante de l'œil anciennement blessé retentit fâcheusement sur l'œil droit, qu'elle trouble et fait souffrir par sympathie.

Le malade y accuse de la tension et parfois des douleurs pongitives qui l'obligent à cesser son travail.

Céphalagie rare pourtant, état général assez satisfaisant.

Purgatifs. Onctions belladonnées, compression de l'œil gauche.

Le malade sort au bout de 5 jours, refusant toute opération.

Après cette énumération de nos différentes observations, nous allons pouvoir entrer dans quelques considérations sur les symptômes et la marche, les terminaisons et le pronostic, le traitement et la prophylaxie de ces lésions.

# CHAPITRE III

### Marche et Symptômes.

En thèse générale nous pouvons dire que la marche des blessures du globe de l'œil est d'autant plus simple, d'autant plus rapide vers la guérison, que les membranes lésées sont plus superficielles, que la plaie est plus nette, plus petite et moins profonde, que le corps vulnérant était moins volumineux, qu'il présentait des bords et une surface plus polie et plus propre. Il sera facile de se convaincre de l'exactitude de ce que nous avançons en voyant quelles sont les moyennes de journées d'hôpital données par les observations que nous avons citées.

Dans nos deux cas de conjonctivites traumatiques sans autres lésions, les malades sortent l'un au bout de 3 jours et l'autre au bout de 5 jours n'ayant présenté que les symptômes d'une conjonctivite catharrale d'une moyenne intensité, et dont le diagnostic différentiel eut été difficile à établir sans la connaissance du traumatisme.

En effet, le corps du délit une fois enlevé, que restait-il? Une injection plus ou moins forte de la conjonctive, de la photophobie, du larmoiement, tous signes communs à la conjonctivite catarrhale et à la conjonctivite traumatique. Les petites ulcérations blanchâtres signalées dans la 2e observation, loin de mettre sur la voie, auraient pu très-bien en imposer pour une conjonctivite phlycténulaire ; en l'absence de symptômes spéciaux, le médecin devra donc se guider sur les antécédents, car au point de vue du traitement, la distinction des deux affections a une grande importance ; nous aurons bientôt l'occasion de revenir sur ce point.

De nos 10 exemples de plaies de la cornée, nous sommes autorisé à conclure que ces blessures, lorsqu'elles sont convenablement soignées et lorsqu'elles ne présentent aucune complication, peuvent être considérées comme relativement bénignes puisque nos dix malades nous donnent une moyenne de 13 jours seulement d'hôpital. L'un d'eux, il est vrai, y est resté 50 jours, mais il avait présenté une complication d'hypopion ayant nécessité une ponction. Quant aux autres ils ont fait à l'hôpital des séjours variant de 5 à 15 jours. La plaie cornéenne est ici un symptôme généralement plus facile à constater que dans le traumatisme de la conjonctive. Cependant le médecin ne doit pas oublier que souvent une légère dépression, une petite éraillure pourra lui échapper s'il n'a recours dans son examen du malade, à l'emploi de l'éclairage oblique et de la loupe. Le plus souvent cette lésion a été accompagnée d'une vive douleur au moment de l'accident, puis de troubles de la vision, de photophobie, de conjonctivite. Cependant, à l'observation VIII nous voyons le blessé s'apercevoir à peine du choc produit sur son œil gauche par un éclat de pierre et n'éprouver que plus de 24 heures après des douleurs assez fortes pour le décider à entrer à l'hôpital, où l'on constate la présence d'une plaie contuse de la cornée.

Ce cas était évidemment un de ceux dont parle Follin lorsqu'il dit : « Si la contusion a été faible, tout « peut se borner à la production d'une dépression « légère au niveau du point frappé, qui devient le « siège, quelques heures après l'accident, d'un épan- « chement blanchâtre interlamellaire. Cette petite « taie s'efface lentement et plus ou moins complète- « ment. » Notre malade est en effet sorti complètement guéri huit jours après son entrée à l'hôpital.

Ce que nous venons de dire des lésions de la cornée, nous pourrions le répéter de celles de la sclérotique si, bien entendu, elles ne présentent aucune complication, ce qui était le cas de nos 3 malades qui sont restés l'un 4 jours, l'autre 10 jours et le dernier 6 jours seulement à l'hôpital.

Les lésions profondes sont loin de présenter une marche aussi rapide; en effet, nos onze cas de blessures de l'iris, avec ou sans lésion du cristallin, nous donnent une moyenne de 33 jours d'hôpital.

Quant à la symptomatologie, elle consiste en général, pour les déchirures de l'iris produites par la pénétration de corps étrangers, en une hémorrhagie souvent accompagnée de l'issue de l'humeur aqueuse, et qui peut laisser après elle un hyphéma qui pourra être cause de réelles difficultés dans le diagnostic; lorsque l'hyphéma sera résorbé, on constatera une forte dilatation permanente de la pupille dont le bord sera manifestement irrégulier. Cette dilatation se comprend facilement : les fibres circulaires qui produisent la contraction pupillaire étant divisées, l'action des fibres radiées ne se trouve plus contrebalancée et la dilatation se produit par le même mécanisme que la flexion des doigts à la suite de la paralysie des muscles extenseurs. Si le cristallin n'est pas lésé, cette dilatation est accompagnée de troubles de la vision analogues à ceux produits par l'instillation d'atropine dans l'œil.

Dans les cas de hernie de l'iris, le diagnostic ne saurait présenter les mêmes difficultés que pour les déchirures ; le symptôme pathognomonique étant ici la présence entre les lèvres de la plaie d'une partie de l'iris qui se présente sous l'aspect d'une petite tumeur variant de la grosseur d'une tête d'épingle à celle d'un grain de chenevis, d'une coloration noirâtre et qui sera toujours accompagnée d'une déformation de la pupille; au lieu d'être ronde comme à l'état normal, elle prend la forme d'une ellipse dont le sommet correspond à la plaie dans laquelle l'iris est engagée. L'hémorrhagie au moment de l'accident, ainsi que l'hyphéma consécutif, sont ici des symptômes moins constants que dans le cas de déchirure.

Lorsque le corps vulnérant a pénétré plus profondément et est allé toucher le cristallin, les symptômes précédents ne tardent pas à se compliquer de l'apparition d'une cataracte traumatique causée par le contact de l'humeur aqueuse avec les cellules cristalliniennes qui se laissent infiltrer et se ramollissent.

Or M. le professeur Trélat dit à ce sujet dans le

Recueil d'ophthalmologie de 1872 : « Défiez-vous des « cataractes traumatiques. Elles comportent le trau- « matisme avec toutes ses variétés, toutes ses consé- « quences : contusions et déchirures profondes, « plaies de la cornée, de la sclérotique, de la cristal- « loïde, iritis, irido-cyclites, irido-choroïdites, opa- « cité du corps vitré, corps étrangers plus ou moins « volumineux, décollements rétiniens. » Si nous n'avons pas eu à constater de semblables complications dans nos 3 cas de cataractes traumatique, c'est que la lésion de la cristalloïde ne fut pas assez étendue pour permettre leur développement. Les auteurs admettent, en effet, que l'opacification et le gonflement du cristallin se font d'autant plus rapidement et dans une étendue d'autant plus considérable que la déchirure de la capsule du cristallin est plus grande. Si la blessure est très petite, il peut même n'y avoir aucune complication, comme le prouve le fait d'une incontestable authenticité, d'un cristallin ayant conservé toute sa transparence, bien qu'il eut été traversé d'une aiguille de part en part.

Les blessures qui, dépassant la chambre antérieure, viennent intéresser le corps ciliaire, l'humeur vitrée, le choroïde ou la rétine, ont une marche beaucoup plus lente que les lésions précédentes : 58 jours d'hôpital en moyenne pour nos six exemples dont la symptomalogie n'a rien présenté de particulièrement intéressant ; chacune de ces observations nous fait assister au développement d'un phlegmon profond et suppuré du globe de l'œil ; dans un de ces cas l'inflammation ayant gagné les méninges, le malade succomba.

# CHAPITRE IV

## Pronostic. — Terminaisons

Au point de vue du pronostic et par conséquent des différentes terminaisons que pourront présenter les blessures de l'œil, il est impossible de ne dire que des généralités, car il arrivera souvent que telle lésion qui ne donnait que peu d'inquiétude dans les premiers jours se compliquera bientôt d'abcès, de phlegmon de l'œil ou de tout autre accident qui entraînera la perte de l'organe, tandis que telle autre lésion grave avec issue des humeurs et affaissement du globe de l'œil, par exemple, marchera d'une façon inespérée vers une complète guérison.

En nous appuyant sur les observations qui sont la base de ce travail, nous pouvons dire que la terminaison de la conjonctivite traumatique simple étant le plus souvent rapide et heureuse, le pronostic de cette affection doit être très bénin.

Les blessures simples de la cornée ont ordinairement une terminaison assez heureuse, lorsque la plaie est nette et que l'objet vulnérant est propre. En effet, dans nos 9 observations nous trouvons 2 fois la cicatrisation entravée par des complications, et dans ces 2 cas la blessure était une plaie irrégulière, contuse, produite par des éclats de pierre. Chez le premier malade, Observation III, malgré l'apparition d'un abcès qui nécessita une ponction, la cicatrisation se fit assez rapidement, et à sa sortie de l'hôpital, la fonction de l'œil était presque complétement rétablie. Chez le second malade, Observation XIII, l'issue a été bien différente car la plaie contuse de la cornée a été le point de départ d'une ophthalmite qui a amené la fonte purulente de l'œil.

Les 7 autres malades, blessés presque tous par des corps acérés comme de petits éclats de fer, une aiguille, ou des têtes de rivets agissant alors comme corps contondants mais à surface unie, ont guéri rapidement sans complication ; trois d'entre-eux présentaient au moment de leur sortie de l'hôpital une légère taie au point où se trouvait la plaie, taie qui ne gênait en rien la vision et qui a dû finir par disparaître complètement, du moins chez ceux d'entre-eux qui n'avaient pas plus de 25 ans et dont la cornée n'avait pas été divisée dans toute son épaisseur. Le professeur de Arlt dit en effet, dans son traité des blessures de l'œil, que les plaies cornéennes qui n'amènent qu'une division superficielle des tissus ou une perte de substance superficielle de la membrane, peuvent guérir sans qu'il en résulte une opacité permanente. Pour cela il faut que la lésion s'arrête à une distance notable de la membrane de Descemet. Plus la lésion a été profonde, plus le sujet est avancé en âge, ou plus la nutrition générale est en souffrance, moins on devra compter sur cette heureuse terminaison.

Depuis l'introduction de la méthode d'examen à la lumière latérale (éclairage focal d'Helmotz) on sait que la division complète de la cornée ne guérit nullement sans laisser de traces, comme on l'admettait auparavant, mais que sa place est marquée par une opacité permanente. D'ordinaire ces opacités gênent la fonction visuelle bien plus par l'éblouissement qu'elles causent (diffusion de la lumière incidente) qu'en empêchant les rayons d'arriver à la rétine.

Ainsi donc, autant le médecin devra être rassuré au point de vue du pronostic, lorsqu'il n'a affaire qu'à une plaie nette de la cornée, autant il devra se tenir sur ses gardes et surveiller de près le blessé lorsqu'il se trouvera en présence d'une plaie contuse et produite par un objet d'une propreté douteuse.

Avant de terminer ce qui a trait au pronostic des plaies de la cornée, nous devons ajouter avec M. le Dr Gayet : « que le siège de la plaie a une « importance extrême, parce qu'il est capable à « lui seul de déterminer la présence d'une compli- « cation. Si la place est bien centrale, on voit l'iris « et l'appareil cristallinien portés en avant et s'ap- « pliquer derrière la cornée, sans tendance à s'en-

« gager dans la solution de continuité ; mais celle-« ci est-elle en regard du bord pupillaire ou vers « le limbe, l'iris a une tendance invincible à faire « hernie, et pour peu que la tension de l'œil soit « exagérée, il est impossible de la réduire. »

Une recommandation que font tous les auteurs à propos des blessures du globe de l'œil, et que nous reproduirons afin de n'avoir plus à y revenir, c'est d'apporter la plus grande prudence dans l'examen de l'œil blessé. Telle lésion, en effet, qui aurait guéri en quelques jours pourra, à la suite de manipulations intempestives, se compliquer de luxations du cristallin, d'issue de l'humeur vitrée, et se terminer par la perte définitive de l'œil.

Après nos 3 exemples de plaie de la sclérotique, nous ne pouvons que conclure à la bénignité de cette lésion : cependant nous devons faire remarquer que chez les 2 premiers malades, cette membrane n'avait pas été traversée, et que chez le troisième la pénétration s'était faite du côté de la chambre antérieure. Si la lésion avait porté sur le corps vitré nous aurions eu probablement une toute autre terminaison à enregistrer.

Lorsque la plaie de la cornée se complique de déchirure ou de hernie de l'iris, le médecin doit être très-réservé dans son pronostic, car il est rare que la guérison se fasse d'une façon bien satisfaisante ; le plus souvent il restera quelque infirmité qui sera la cause de troubles de la vision et qui pourront entraîner la nécessité d'une intervention chirugicale.

Sur 3 cas de déchirure de l'iris, nous voyons bien

2 guérisons complètes, mais le 3e s'est terminé par l'atrophie complète de l'œil. Les 6 autres malades qui présentaient une hernie de l'iris ont tous quitté l'hôpital avec des troubles de la vision et une pupille déformée par des synéchies antérieures. L'un d'eux avait même un commencement de cataracte capsulaire dont la marche n'a pu être suivie.

Du reste nous ne saurions mieux faire, pour résumer les terminaisons possibles de ces lésions, que de citer le passage suivant du Dr Gayet à l'article Cornée, du *Dictionnaire encyclopédique* : « Peu à « peu la soufflure se transforme en une ligne qui « finit par être une cicatrice blanc nacré, linéaire, « à la face profonde de laquelle vient s'attacher « un pli de l'iris. Ce mode de terminaison est en som- « me heureuse, mais il laisse après lui une inquié- « tude permanente, une large synéchie antérieure. « Dans des cas moins favorables, au lieu de la fer- « meture de la plaie, c'est un staphylôme qui peut se « produire. Il est rare de voir une solution de conti- « nuité cornéenne se terminer par une fistule. »

Les cataractes traumatiques, abstraction faite des accidents inhérents aux plaies de la cornée et aux lésions de l'iris, peuvent amener des accidents glaucomateux et une réaction inflammatoire fort compromettante, ou encore la chute en excès, dans la chambre antérieure, de cellules cristalliniennes en voie de ramollissement et qui s'y comportent comme des corps étrangers. Ces cas sont heureusement assez rares, et nous ne nous y arrêterons pas, puisqu'ils ne se sont pas présentés chez nos malades.

Est-il possible au médecin de porter un pronostic bien positif dans un cas de cataracte traumatique? Non, car nous venons de voir toutes les complications dont elle peut être suivie. Mais en considérant l'opacité seule, le médecin pourra conclure à l'incurabilité, sans opération, si le blessé a dépassé vingt-cinq ans, c'est-à-dire si le noyau central du cristallin est complètement formé, car alors les couches corticales pourront bien se résorber, mais il restera toujours une opacité centrale qui ne pourra disparaître qu'avec une opération. Mais si le sujet a moins de vingt-cinq ans, il sera presque impossible d'affirmer que la vision est définitivement perdue.

Ecoutons plutôt ce que dit à ce sujet le docteur Trélat: « L'opacité peut, dans quelques circonstances « connues maintenant, disparaître progressivement, « et aboutir par les seuls efforts de la nature au réta- « blissement complet de la vision. Ces faits, hors de « toute contestation, ont paru autrefois tenir du pro- « dige. Lorsque la plaie capsulaire est peu étendue, « longitudinale surtout, les couches corticales du « cristallin, très molles dans les premiers temps de « la vie, tendent à faire hernie par cette ouverture « accidentelle, écartent les lèvres de la plaie, et se « mettent en contact avec l'humeur aqueuse. Ce « liquide a la propriété de troubler très-rapidement « la substance cristalline, et l'opacification gagne « toutes les parties imbibées. Mais l'humeur aqueuse « peut aussi dissoudre cette substance cristalline « pénétrée, gonflée, ramollie; et à mesure que la « portion herniée diminue par dissolution, l'humeur

« s'infiltre plus profondément et va dissoudre les « couches plus éloignées. On assiste donc au spec- « tacle d'un cristallin se cataractant et se décatarac- « tant de lui-même. »

Et le docteur Yvert ajoute :

« Quant au temps nécessaire au cristallin pour se « décataracter, il peut varier entre des limites consi- « dérables qu'on ne saurait apprécier d'une manière « générale, la résorption peut être très-lente, man- « quer même absolument pendant des mois et des « années et se faire alors avec une rapidité réelle- « ment surprenante, et amener en peu de temps une « diminution très-appréciable et même complète des « opacités. »

Dans ces cas heureux, ainsi que le fait observer le docteur Warlomont, la guérison ne se fait pas avec restitution de l'état primitif, mais à la façon des guérisons par l'opération, c'est-à-dire que l'opacité disparaît avec le cristallin lui-même, qui est résorbé sur place par l'action de l'humeur aqueuse.

Quant aux plaies du globe de l'œil proprement dites, et j'entends par là celles qui intéressent les parties profondes de l'organe, on peut dire que leur terminaison est toujours fatale, la vision est ou sera complètement perdue pour l'œil lésé. Dans un article publié par le *Lyon-Médical,* 1876, le docteur Gayat a exposé d'une façon aussi claire que possible les causes de la gravité de ces blessures et particulièrement de celles du corps vitré. « Toute blessure du « corps vitré, dit-il, met la vision en danger. Dans « les cas d'hyalitis simple, le retour à la vision, dans

« un certain degré et suivant une certaine direction, « est encore possible, mais il ne saurait être durable « ni définitif, et il disparait habituellement tout d'un « coup, au bout d'un temps variable, par le fait d'un « décollement cicatriciel de la rétine. En effet, le « corps vitré n'est point un liquide, mais un tissu à « trame extrêmement délicate : or toute cicatrice, « dans sa période de régression, tend à se rétracter « vers son point d'adhérence ou de départ. A la suite « de l'inflammation résultant d'un traumatisme, des « rapports plus intimes qu'à l'état normal s'établis« sent entre le corps vitré et la rétine qui l'entoure, « de sorte que la rétine accompagne le corps vitré « ratatiné par un processus atrophique lent, et qui « se manifeste par un aplatissement plus ou moins « limité de la sphère scléroticale. »

Cette conséquence presque inévitable, est à elle seule assez grave pour rendre le pronostic très défavorable. Mais en outre le médecin doit craindre de voir se développer, dans les jours qui suivront l'accident, une forte inflammation, qui, détruisant rapidement le globe oculaire, gagnera la cavité de l'orbite et par elle les méninges. Ce sont là des cas heureusement fort rares; nous en avons pourtant un exemple dans nos six observations; huit jours après l'accident le malade succombait à une méningite. (Observation 32.)

La *Gazette de Dublin* (1846) cite aussi une observation de Pollac, dans laquelle le malade mourut du tétanos, à la suite d'une rupture de la cornée causée par un coup de fouet.

Si du moins le médecin après avoir vu son malade échapper à toutes les complications qui peuvent entraver la guérison, pouvait le renvoyer l'esprit tranquille en le considérant comme à l'abri de tout accident ultérieur ! Malheureusement il n'en est rien, et autant une cataracte traumatique doit laisser d'espoir chez un sujet jeune, autant une lésion profonde doit laisser de craintes pour l'avenir, le développement d'accidents sympathiques dans l'œil sain étant toujours à redouter, puisqu'on les a vu survenir 54 ans après l'accident. Ce n'est pas à dire pour cela que les autres traumatismes, comme les plaies de la cornée, les déchirures ou hernies de l'iris, les luxations du cristallin, soient à l'abri de tels accidents ; mais les différents auteurs qui sont bien loin de s'entendre, en matière de statistique, sur la fréquence de ces troubles sympathiques, et entre lesquels nous n'avons pas à prendre parti, sont du moins d'accord pour reconnaître la grande influence des lésions profondes dans le développement de ces accidents à longue échéance. « Toute blessure profonde du corps vitré « constitue un danger permanent d'irritation sym- « pathique de l'œil non blessé. La présence ou l'ab- « sence du corps vulnérant au sein de ce milieu nous « semble d'une importance secondaire au point de « vue du développement de cette inflammation. Celle- « ci sera d'autant plus probable et d'autant plus ra- « pide que le corps vulnérant aura intéressé l'anneau « ciliaire ou qu'il séjournera dans son voisinage. » (Gayat, loc. cit.)

Ce sujet dont nous n'avons trouvé que deux

exemples, observations 12 et 13, étant un de ceux qui, depuis une quarantaine d'années, ont donné naissance à un plus grand nombre de travaux, nous allons résumer aussi brièvement que possible les différentes théories émises pour expliqur ces accidents sympathiques qui peuvent affecter toutes les formes, depuis les simples troubles nerveux ou fonctionnels, photophobie, larmoiement, conjonctivite, myopie, presbytie, etc, jusqu'aux affections telles que l'iritis, l'irido-choroïdite, l'irido-cyclite, la kératite, la rétinite, l'atrophie du nerf optique, etc.

Un premier essai d'explication donné par Mackensie, et qui consistait à admettre un état congestif du système vasculaire de l'œil blessé, d'où, grâce aux nombreuses anastomoses qui l'unissent à celui du côté opposé, l'éclosion d'accidents sympathiques, fut abandonné, presque aussitôt après avoir vu le jour, par l'auteur lui-même qui crut avoir trouvé une nouvelle cause à ces accidents dans le nerf optique et surtout dans son chiasma.

Cette nouvelle interprétation admise par les uns, complètement repoussée par les autres, paraît cependant reposer sur des faits positifs bien qu'exceptionnels, et qui ne sont justiciables que de cette seule explication.

La théorie la plus nouvelle et qui compte le plus grand nombre de partisans parce qu'elle trouve son application dans la grande majorité des cas observés, est celle de la transmission par les nerfs ciliaires, qui elle-même se subdivise en deux théories. Le théorie vaso-motrice, qui s'applique très bien aux accidents presque immédiats qui apparaissent dans l'œil sain (observation 12) et dans laquelle on admet que l'excitation des extrémités terminales des nerfs ciliaires, transmise directement par ces filets nerveux jusqu'au niveau du bulbe, subit en ce point une véritable réflexion et vient, en suivant un trajet inverse, c'est-à-dire centrifuge, retentir jusque sur les nerfs vaso-moteurs du côté opposé ; d'où résulterait une constriction d'abord, puis bientôt une paralysie des vaisseaux du globe de l'œil sympathisé.

L'autre théorie, qui s'applique à notre 33e observation ; celle de la névrite ciliaire, est due à M. Reclus qui la proposa en 1878 sous le patronage de Vulpian, Charcot et Hayem et c'est elle qui, bien certainement nous explique le plus clairement ces accidents tardifs qui sont les plus dangereux et les plus intéressants. Cette théorie repose sur les remarquables expériences des trois savants que nous venons de nommer, et qui ont démontré que l'irritation prolongée d'un tronc nerveux pouvait y déterminer une névrite ascendante capable de se prolonger jusqu'à la moëlle et de repasser, sous forme de névrite descendante, dans le nerf correspondant du côté opposé. La névrite ciliaire serait donc ascendante depuis l'œil sympathisant jusqu'au bulbe, passerait en ce point du côté opposé, et deviendrait descendante dans les nerfs ciliaires de l'œil sympathisé.

---

# CHAPITRE V

## Traitement. — Prophylaxie

Avant de commencer ce chapitre important, nous rappellerons que nous étant imposé l'obligation de ne nous occuper que des traumatismes dont nous avons pu citer des exemples, nous devons passer sous silence plusieurs points intéressants tel que le manuel opératoire de l'extirpation des corps étrangers car, chez tous nos malades, le corps vulnérant, lorsqu'il était resté dans l'œil, a toujours pu être enlevé sans difficulté. Nous glisserons également sur les blessures de la sclérotique, nos 3 cas ayant été très-légers. Ceci dit, je rentre dans mon sujet.

Nous avons déjà eu l'occasion dans le courant de ce travail, de signaler l'importance qu'il y a pour le médecin à connaître la cause qui a pu donner naissance à la conjonctivite qu'il est appelé à soigner : c'est maintenant le moment de revenir sur ce point pour faire remarquer qu'il est généralement admis que, autant l'eau tiède et même chaude en applications locales, donne de bons résultats dans les cas de conjonctivite catarrhale, autant son emploi doit être interdit, pour faire place à l'eau froide, dans les conjonctivites traumatiques; ces applications fraîches seront souvent suffisantes lorsque l'affection a peu d'intensité. Quelques auteurs recommandent même l'eau glacée; le Dr Gayet la regarde comme nuisible et n'admet que l'eau à 10° ou 12°

Dans les cas un peu plus graves, lorsque le malade se présentera avec une inflammation un peu plus étendues et tendant à la diffusion, ou bien lorsque la nature du traumatisme fait redouter une forte réaction, on pourra administrer dès le début un fort purgatif 50 à 60 grammes de sulfate de soude comme le recommande le Dr Galezowski, ou bien, comme le préfèrent certains ophthalmologistes, des purgatifs faibles mais souvent renouvelés et à dose fractionnée, alors on pourra recourir à l'aloës ou au calomel à la dose 0. 50 à 1 gramme. En cas de chémosis on ne doit pas hésiter à pratiquer de large scarifications de la conjonctive et à poser des sangsues ou des ventouses à la tempe ou derrière l'oreille du côté malade en y joignant des onctions de pommade belladonée autour de l'orbite et des collyres au sulfate d'atropine. Lorsque au bout de 3 ou 4 jours la conjonctivite persiste ou n'est pas sensiblement améliorée, on la traitera comme une simple conjonctivite catarrhale, on abandonnera donc l'application d'eau froide pour celle d'eau tiède ou chaude et on recourra en même temps aux collyres, au borax, au sulfate de zinc au sous-acétate de plomb, enfin aux cautérisations avec le sulfate de cuivre ou le nitrate d'argent.

Lorsque la cornée a été lésée, le premier soin du médecin doit être de s'assurer qu'aucun corps étranger n'est resté dans l'œil afin d'en opérer immédiatement l'extraction s'il y a lieu; comme il est excessivement difficile d'acquérir une certitude à cet égard, et que souvent des plaies superficielles de la cornée peuvent passer inaperçues, on ne devra jamais négliger d'employer l'éclairage oblique. Lorsque après un examen attentif le médecin aura pu se faire une idée de l'étendue de la lésion, la première indication qu'il aura à remplir sera de faire tous ses efforts pour empêcher la suppuration et obtenir une réunion immédiate. La seconde indication sera de lutter contre la réaction inflammatoire si elle n'a pas encore fait explosion au moment où le malade se présente. Pour arriver à ce résultat on emploiera tous les différents moyens que nous avons déjà indiqués à propos de la conjonctivite et sur lesquels nous croyons inutile de revenir. Du reste nous pouvons dire dès maintenant, afin de n'avoir pas à le répéter, que quelle que soit la membrane atteinte, ces moyens devront presque toujours être employés tout au moins dans les premier jours, et avant de se décider à intervenir plus énergiquement. Ajoutons que dans tous les traumatismes du globe de l'œil, le malade doit être tenu dans une obscurité complète ou tout au moins dans un lit entouré de rideaux verts hermétiquement fermés et que l'occlusion de la fente palpébrale doit être soigneusement maintenue pour l'œil sain comme pour l'œil blessé, afin d'empêcher les mouvements symétriques des deux yeux et le frottement des paupières contre le globe.

Les mêmes soins qui seront dirigés contre l'inflammation s'opposeront également à la suppuration; mais, si malgré cela, on constatait la formation d'un abcès, si l'humeur aqueuse se troublait comme dans notre 3e observation, la paracentèse serait nettement indiquée sans retard. M. Galezowski conseille de pratiquer la ponction au centre même de l'abcès, dans le point correspondant au plus grand amincissement de la cornée. Pour cette opération il recommande d'employer le couteau lancéolaire, et d'avoir bien soin de toujours faire tenir les paupières écartées au moyen d'un élévateur par un aide exercé, qui doit par un mouvement brusque, tout relâcher au moment où le couteau est retiré, afin d'éviter autant que possible l'issue des humeurs profondes de l'œil et la luxation du cristallin. Notons en passant que l'usage du blépharostat fixe doit être absolument repoussé toutes les fois que l'on pratique sur l'œil une opération qui pourrait être suivie de l'issue des humeurs.

Si la cornée a été divisée dans toute son épaisseur, c'est-à-dire s'il y a eu plaie pénétrante, on doit tenter la réunion immédiate, que l'on est en droit d'espérer si la plaie est nette et que les lèvres n'en sont pas béantes. Pour arriver à ce résultat, on s'assurera avec précaution, qu'aucune particule étrangère n'est restée dans la solution de continuité; et au moyen d'une compression douce et égale sur tout le globe on obtiendra la coaptation qui empêchera l'écoulement continuel de l'humeur aqueuse. Cette compression peut-être pratiquée, soit au moyen de ouate et d'une large bande de flanelle, soit comme le préfère le Dr Galezowski, au moyen d'un gâteau de charpie contenue entre deux compresses ayant à peu près les dimensions de l'orbite; le tout est fixé au moyen d'un linge ordinaire. Ce dernier pansement a l'avantage de moins congestionner la tête. Les compresses froides seront appliquées par dessus ce pansement et 4 gouttes de collyre au sulfate neutre d'atropine (5 centigr. pour 10 gr. d'eau) seront instillées chaque jour dans l'œil.

Chez 11 malades atteints de plaies de la cornée sans complications, la réunion immédiate a été obtenue 9 fois à l'aide de ce traitement.

Si malgré ces soins la suppuration n'a pu-être évitée, et surtout si au lieu de rester limitée aux lèvres de la plaie elle a une tendance à gagner les parties profondes de l'œil comme dans notre observation 13, la fonction de l'œil peut-être considérée comme perdue ; mais le médecin n'en devra pas moins lutter contre l'élément douleur et il y arrivera à l'aide des débridements, des ventouses, des sangsues sur les tempes, des scarifications de la conjonctive, de cataplasmes sur l'œil, de chloral à l'intérieur, d'injections hypodermiques de morphine.

Il n'est pas encore entré dans la pratique courante

d'intervenir plus activement, mais un jour viendra, qui n'est peut être pas bien éloigné, où il sera établi comme une règle absolue, d'avoir recours, sans hésitation, dans des cas semblables, à l'énucléation, opération sur laquelle nous nous étendrons à propos des troubles sympathiques.

Nos 3 exemples de blessures de la sclérotique ont été si légères que la réunion par première intention a été obtenue chez les 3 malades à l'aide des moyens que nous venons d'énumérer à propos des plaies de la cornée; nous ne nous y arrêterons donc pas.

Lorsque les plaies de la cornée se compliquent de hernie de l'iris, le traitement n'est plus aussi simple; mais afin qu'il soit dirigé d'une façon rationnelle, le médecin doit s'informer si l'accident est récent ou non, car dans le premier cas la hernie pourra être réductible, mais si plus de 24 h. se sont écoulées il est probable que des adhérences se sont déjà établies. Une autre donnée nécessaire au traitement est de reconnaître si l'iris s'est engagé par son bord pupillaire ou par sa partie voisine de la sclérotique.

Si l'accident est récent, il faut tenter immédiatement la réduction de la portion herniée à l'aide d'un stylet mousse ou d'une curette: mais il faudra pour cette manœuvre une grande attention et une main exercée, sinon il pourrait se produire une déchirure de l'iris ou une contusion de la cristalloïde et même une luxation du cristallin.

Si donc on est assez heureux pour obtenir la réduction, on aura soin d'instiller chaque jour 4 gouttes de collyre à l'atropine, mais seulement dans le cas où la pupille se trouvait engagée par son bord pupillaire. Si l'engagement se faisait par les parties voisines du grand cercle de l'iris, il faudrait employer l'ésérine (2 centigr. pour 10 gr. d'eau) car alors l'atropine produirait un effet contraire à celui que l'on se propose d'obtenir: s'opposer à la reproduction de la hernie. On complétera le traitement par la compression et l'eau froide. Cette conduite est approuvée par tous les ophthalmologistes, mais nous ne trouverons plus le même accord lorsque la réduction, tout en étant possible ,ne peut être maintenue, ou bien lorsque des adhérences se sont déjà produites entre l'iris et les lèvres de la plaie. Quelle devra être alors la conduite à tenir ? Le praticien aura à choisir entre le système de Wecker qui recommande d'exciser le prolapsus irien avec des ciseaux courbes, après l'avoir traversé avec le couteau de Graefe, et celui de Follin qui cautérise seulement la petite tumeur tous les 2 ou 3 jours, à l'aide d'un crayon de nitrate d'argent bien effilé. On pourra encore, à l'exemple du Dr Galezowski, se contenter de la compression unie à l'application de glace sur l'œil. Nous ne connaissons aucune statistique assez concluante pour nous décider en faveur de l'un ou de l'autre de ces traitements.

Mais nos observations nous montrent que, la lésion primitive guérie, il reste le plus souvent une synéchie antérieure et parfois un leucôme ou un staphylôme. On cherchera à obtenir la rupture de la synéchie au moyen de forts collyres à l'atropine (10, 15 et même 20 centigr. pour 10 grammes d'eau) sans négliger d'administrer de l'iodure de potassium à l'intérieur dans le but de favoriser la résorption des exsudats. Si on était obligé de renoncer à l'atropine soit parce qu'elle est sans action, soit parce qu'elle détermine des accidents généraux d'atropinisme, on pourrait recourir avec avantage à l'ésérine qui, tout en agissant en sens inverse, aboutit au même résultat. Enfin si tous ces soins restaient sans succès et que les synéchies fussent causes d'iritis ou de cyclite-chronique, il faudrait pratiquer une iridectomie convenable.

Les leucômes traumatiques sont le plus souvent incurables, on pourra cependant chercher à obtenir leur résorption, surtout chez les jeunes gens, en réveillant la nutrition de la cornée par des insufflations de calomel, de sucre candi, des applications de pommades au précipité rouge, mais en général, si le leucôme n'était que partiel, il faudra en venir à l'iridectomie ou à l'iridotomie, opérations sur lesquelles nous reviendrons à propos de la cataracte. Si la vision étant définitivement perdue, on voulait seulement faire disparaître la tache, au point de vue de l'esthétique, il faudrait employer le tatouage de la cornée.

Pour lutter contre le développement d'un staphylôme, il faudra employer d'abord la paracentèse de la chambre antérieure, la compression méthodique, l'iridectomie ou enfin l'excision ou mieux l'énucléation complète du globe de l'œil.

Quelle conduite le chirurgien devra-t-il tenir en présence d'une cataracte traumatique ?

Il devra d'abord s'informer de l'époque à laquelle

remonte l'accident car, ainsi que nous l'avons déjà dit, chez les sujets âgés de moins de 25 ans, dont le noyau central n'est pas définitivement formé, on peut voir l'opacité disparaître en tout ou en partie on devra donc dans ces cas conseiller la patience car nous devons reconnaître que les moyens dont nous disposons pour aider la nature sont loin d'avoir une action bien efficace, et que le plus souvent le rôle du médecin se bornera à surveiller l'œil malade afin de combattre les phénomènes inflammatoires qui viendraient à se manifester ou bien l'élévation de la tension dans l'œil. C'est pourquoi chez nos trois malades, âgés de 23 et 25 ans, et dont la blessure remontait seulement à quelques jours, aucun traitement curatif n'a été tenté.

Un second point très important à élucider, est l'état des membranes de l'œil ; il est bien évident, en effet, qu'on devrait s'abstenir de toute intervention si on acquérait la certitude que l'opacité cristallinienne n'est pas la seule cause de la cécité et que, par exemple la rétine n'est plus susceptible d'être impressionnée par les rayons lumineux. On élucidera cette question en recherchant si les phosphènes peuvent encore être produits et en outre en mesurant approximativement l'acuité visuelle. On ne peut songer à intervenir utilement si le malade ne peut distinguer, dans l'obscurité, la flamme d'une bougie placée à 3 ou 4 mètres de lui et en indiquer les déplacements ; la perception lumineuse seule serait in- insuffisante.

Tout espoir de résorption étant perdu, l'existence

des phosphènes et des sensations lumineuses ayant été constatée, comment devra-t-on intervenir ? Si l'opacité, tout en étant incomplète, est centrale et suffisante pour s'opposer à la vision, si à l'aide de l'atropine on a pu constater que, la pupille dilatée, la rétine peut encore être impressionnée, l'indication formelle sera de maintenir une porte ouverte aux rayons lumineux, s'il m'est permis de m'exprimer ainsi ; on aura alors recours à l'iridectomie pour enlever un lambeau de ce rideau tendu entre l'extérieur et la membrane sensible. L'iridotomie, ou l'iritomie comme préfère la désigner le Dr Wecker, serait peut-être préférable en ce cas, surtout depuis que cet ophthalmologiste a fait connaître ses ciseaux spéciaux, car ainsi que le fait remarquer le Dr Abadie dans son article du dictionnaire de Jaccoud :

« Plus la pupille artificielle sera étroite, plus la « vision obtenue sera satisfaisante; ce qu'il est facile « de comprendre, car les yeux sur lesquels on prati- « que la pupille artificielle étant le siège d'altérations « qui portent sur la transparence des milieux, la lu- « mière qui pénètre à l'intérieur subira une diffusion « d'autant plus considérable que l'ouverture d'entrée « sera plus grande. »

Lorsque la cataracte est complète, on pourra se conduire comme à l'égard d'une cataracte molle ordinaire (la cataracte traumatique étant le plus souvent molle) et on aura le choix entre les innombrables procédés employés contre cette affection. Nous ne pouvons nous permettre de les passer en revue, et nous dirons de suite que les deux méthodes généralement admises à l'exclusion des autres, sont la discision et l'extraction avec ou sans iridectomie. Le premier procédé s'emploie surtout chez les jeunes sujets, mais M. Galezowski préfère l'extraction simple sans iridectomie qu'il pratique de la façon suivante:

« La pupille étant préalablement dilatée, il en-
« gage à l'union de la cornée et de la sclérotique,
« et habituellement du côté externe, la lame d'un
« couteau lancéolaire, droit ou courbe, avec laquelle
« il va pratiquer une incision suffisamment large
« au point correspondant de la cristalloïde anté-
« rieure. Le retrait de l'instrument amène l'issue
« immédiate de la plus grande partie du contenu
« de la capsule qui, au lieu de rester dans la chambre
« antérieure, où sa résorption demande un cer-
« tain temps et peut même déterminer des accidents
« inflammatoires, sort directement par la plaie de la
« cornée.

Lorsque l'âge du malade fait craindre l'existence d'un noyeau central, on pratique l'extraction avec iridectomie.

Dans le cas où le cristallin s'étant résorbé, la cristalloïde est revenue sur elle-même, s'est recroquevillée pour former ce que l'on nomme une cataracte siliqueuse, il faudra en pratiquer l'extirpation avec des pinces très fines.

Enfin lorsque des accidents glaucomateux surviennent par suite du gonflement du cristallin, il faut procéder de suite à son extirpation malgré l'inflammation qui peut être déjà développée.

### LÉSIONS PROFONDES DU GLOBE. — TROUBLES SYMPATHIQUES

Dans les grands traumatismes qui doivent être inévitablement suivis d'inflammation et de suppuration, la conduite de la grande majorité des médecins consiste à lutter par des antiphlogistiques, et à donner issue au pus qui se trouve accumulé dans le globe de l'œil, ce n'est que lorsqu'aux accidents locaux viennent se joindre non-seulement des troubles, mais de véritables affections sympathiques dans l'œil sain, que l'on songe à intervenir plus activement par l'énucléation.

Pour nous, après avoir eu sous les yeux des exemples comme celui de Bian (observation 32), songeant en outre à la gravité des affections sympathiques, nous n'hésiterons pas à nous déclarer partisan de l'énucléation préventive. Mais avant de nous étendre un peu longuement sur le mode de traitement, ainsi que sur l'énervation, qui seules peuvent assurer un bon résultat au point de vue de la préservation de l'œil sain, nous allons énumérer brièvement les plus importantes des autres méthodes. Elles se basent toutes sur les différentes théories émises pour expliquer les troubles sympathiques.

Mackensie voyant dans les vaisseaux le trait d'union entre les deux yeux, proposa de détruire rapidement l'œil sympathisant par les caustiques; mais le résultat ne répondit pas à son attente.

Taylor espéra alors arriver au même but en obtenant l'évidement complet de l'œil sympathisant au moyen de l'excision d'une partie ou de la totalité de la cornée. D'après lui, 8 opérations auraient été suivies de 8 succès ; mais, comme le fait remarquer le docteur Yvert : « Le procédé ne saurait être « généralisé ; et s'il convient à quelques cas parfai- « tement définis de corps étrangers qui trouvent « ainsi une issue facile en même temps que les « humeurs du globe de l'œil, son emploi, dans « les autres circonstances, exposerait aux plus « grands dangers. »

Lorsque parut la théorie de la transmission par les nerfs ciliaires, tous les efforts des ophtalmologistes se dirigèrent vers le tractus uvéal, et c'est dans le but d'obtenir sa destruction que Graefe proposa de provoquer, pour le détruire, une choroïdite suppurée au moyen d'un fil de laine passé à l'intérieur du bulbe. Ce traitement ne fit aucun partisan, et Graefe proposa alors l'iridectomie, puis la névrotomie ciliaire intra-oculaire qui n'eurent pas plus de succès. On pourrait cependant avoir recours à la première de ces opérations lorsque l'œil sympathisant à conservé une partie de ses fonctions et qu'on hésite à le sacrifier définitivement. Quant à la névrotomie ciliaire, qui paraît assez rationnelle en théorie, la pratique en est tellement difficile qu'elle ne mérite pas qu'on s'y arrête.

Watson proposa d'amputer le segment antérieur du globe de l'œil, région ciliaire comprise. Ce procédé peut assurément être utile, comme le prouvent les succès obtenus par son auteur ; mais il serait inefficace dans les cas impossibles à diagnostiquer d'avance, où la cause de l'irritation occuperait l'hémisphère postérieur, ou bien lorsque la névrite devenue ascendante aura dépassé les limites du tractus uvéal.

Reste donc en dernière analyse l'énucléation et l'énervation (section opticociliaire). Nous allons parler du premier de ces procédés et traiterons ensuite de l'énervation, dont l'idée n'est pas précisément nouvelle, puisqu'elle remonte à 1866, mais dont l'application sur le vivant n'a été faite pour la première fois qu'il y a 4 ans.

Tous les ouvrages publiés jusqu'à ce jour sur les maladies des yeux, regardent l'énucléation en cas d'accidents sympathiques, comme la seule opération qui puisse laisser au médecin un légitime espoir de succès, en ce sens qu'elle seule assure la possibilité de faire disparaître la cause des troubles, quelle que soit la théorie admise pour les expliquer, pourvu toutefois que cette cause réside encore dans le globe de l'œil.

Nous sommes loin de nous élever contre une semblable opinion et nous reconnaissons volontiers qu'outre cet avantage et celui de délivrer le malade de douleurs souvent très vives, cette opération permet de remplacer facilement l'œil blessé, transformé parfois en un moignon informe, par un œil artificiel ne laissant rien à désirer sous le rapport de l'esthétique. Mais la réserve que nous voulons faire dès maintenant, c'est que certains cas qui jusqu'à présent, n'avaient été considérés par les auteurs que comme justiciables de l'énucléation, peuvent avec avantage être réservés à l'énervation.

Les suites de l'énucléation sont si simples, si exemptes de complications ainsi que le prouvent les statistiques de Mooren, de Rossander, de Vignaux, de Galezowski, et d'un autre côté les conséquences des troubles sympathiques sont en général si désastreuses, que beaucoup de chirurgiens recommandent de recourir à l'énucléation même préventivement. On éviterait ainsi ces insuccès qui ne peuvent être imputables à l'opération elle-même, mais qui prouvent que l'intervention a été trop tardive, et que de graves désordres anatomiques s'étaient déjà produits dans l'œil sympathisé. L'opinion de Graëfe est bien catégorique sur ce point, puisqu'il ne craint pas d'affirmer « qu'il vaut mieux faire des énucléations inutiles que « d'assumer la responsabilité d'une seule cécité. » Il y a pourtant quelques contre-indications à une règle aussi absolue. Ainsi on devra s'abstenir de toute intervention lorsque le globe de l'œil blessé conserve ou a des chances de conserver un certain degré de vision ; lorsque malgré la disparition des perceptions lumineuses l'œil est indolore spontanément ou à la pression.

Mais une indication formelle d'énucléation, c'est un grand traumastisme avec désorganisation à peu près complète du globe de l'œil. Voici sur ce point l'opinion des ophthalmologistes réunis au congrès de Genève : « Quand un œil vient d'être détruit par « une cause traumatique, et que tout espoir d'y voir « subsister ou revenir un degré utile de vision est

« perdu, c'est rendre un immense service au blessé « que de l'en débarrasser séance tenante par l'énu- « cléation avec anesthésie ; on lui épargnera les sui- « tes immédiates du traumatisme, l'ophthalmite, « les longues suppurations ; on le rend, pour ainsi « dire, du jour au lendemain à ses travaux ; il est « dans d'excellentes conditions pour recevoir bientôt « une coque artificielle dont le port sera inoffensif, « et on le préserve à coup sûr des accidents consé- « cutifs, » et le Dr Yvert ajoute que dans le cas où l'opération n'a pu être pratiquée immédiatement et où le traumatisme a provoqué un phlegmon du globe de l'œil, il convient encore de recourir à l'énucléation, l'expérience ayant prouvé sa remarquable bénignité alors même qu'elle est pratiquée pendant la période de suppuration. Citons encore à l'appui de cette manière de voir, l'opinion émise par M. le professeur Mollière dans le *Lyon-Médical* du 25 juin 1876. Après avoir donné l'observation d'un malade guéri au plus fort d'accidents inflammatoires, et qui put 5 jours après, supporter un œil artificiel, le savant major de la Charité conclut : « que l'énu- « cléation est nettement indiquée dans tous les cas « de panophthalmite suppurative par cause trauma- « tique. Il est impossible, dans ces cas, de ne pas « accueillir favorablement cette opération qui ne « saurait offrir plus de danger qu'une temporisation « dont les conséquences, au point de vue des souf- « frances et de leurs suites, sont incalculables ».

En lisant ces trois passages, nous n'avons pu nous empêcher de songer à l'exemple que nous offre notre

32e observation ; nous y voyons le malade succomber au bout de 8 jours à une méningite consécutive au phlegmon développé dans le globe de l'œil. L'énucléation pratiquées dès le début, n'aurait-elle pas sauvé la vie de cet homme, en évitant cette terrible complication de méningite !

Si malgré les excellentes raisons qui militent en faveur de l'énucléation préventive on n'admet pas une semblable règle de conduite, qu'il est, du reste, bien plus difficile de faire accepter au blessé et à sa famille ; si on admet, avec le professeur de Arlt, que en cas de panophthalmite déjà bien accusée, on ne peut plus regarder l'énucléation comme une opération absolument sans péril, des cas de thrombose avec terminaison funeste ayant été observés à la suite de l'énucléation d'un œil en pleine inflammation phlegmoneuse, du moins l'hésitation n'est plus permise lorsqu'on se trouve en présence d'un œil atrophié, ou au contraire d'un staphylôme exubérant qui commencent à provoquer des accidents dans l'œil sain. Malheureusement l'opération, qui est le plus souvent couronnée de succès lorsqu'il s'agit de simples troubles, est trop souvent suivie d'un résultat nul lorsqu'une véritable affection sympathique constituée par une lésion anatomique, par une irido-cyclo-choroïdite plastique par exemple, a eu le temps de s'établir. Les insuccès dont l'opération a été suivie dans ces cas seraient, à notre avis, une raison de plus pour nous décider en faveur de l'intervention préventive, surtout lorsque l'on songe que, dès que les accidents ont paru, les moments sont pour ainsi dire comptés, et qu'une hésitation de quelques heures peut être suivie des conséquences les plus désastreuses. Il est cependant une circonstance qui commanderait l'abstention : c'est dans le cas où l'œil primitivement blessé aurait conservé une vision suffisante, tandis qu'elle serait perdue ou très gravement compromise dans l'œil sympathisé.

A la suite d'une longue discussion dont nous avons déjà reproduit une des conclusions, le congrès de Genève avait admis en outre :

1° Que lorsqu'un œil, perdu par une cause locale, traumatique ou autre, ou que le moignon qui le représente est le siége d'une sensibilité continue ou intermittente, ou d'un état inflammatoire aigu ou chronique, l'énucléation en est indiquée comme un moyen préventif, même en l'absence de toute manifestation sympathique.

2° Que l'énucléation d'un œil perdu, fût-il complètement indolore, est encore indiquée, si ce qui est possible même dans ces conditions, le second œil devient le siége de symptômes attribuables à la sympathie.

Le docteur Warlomont n'hésite pas, dans les annales d'oculistique, à reconnaître que ces deux propositions s'adressent fort bien à l'énervation ; cette déclaration a d'autant plus de valeur que cet éminent ophthalmologiste s'était constitué au congrés le véritable champion de l'énucléation.

En quoi consiste donc l'énervation, comment se pratique t-elle, quels en sont les avantages ?

C'est en 1866, que pour la première fois, Rondeau

conseilla d'avoirs recours, dans les accidents sympathiques, à la section optico-ciliaire en arrière du bulbe, les expériences faites sur les animaux ayant prouvé que l'on peut sectionner les nerfs ciliaire et le nerf optique sans donner lieu à la désorganisation du globe.

Dix ans plus tard seulement, Boucheron reprit cette idée et pratiqua l'opération sur le vivant; mais tombant dans une exagération trop fréquente, il eut le tort de présenter sa méthode comme devant, dans tous les cas, se substituer à l'énucléation alors qu'elle peut fort bien trouver place à côté d'elle, car sa simplicité et ses avantages en tracent tout naturellement les indications, comme nous l'avons déjà fait ressortir. Si Boucheron a l'honneur d'avoir pratiqué le premier cette opération, c'est à Schœler que revient le mérite de l'avoir vulgarisée et enfin c'est notre confrère et ami le docteur Dianoux, de Nantes, qui, dans un travail paru en 1879, eut l'heureuse idée de désigner sous le nom d'énervation cette opération, en faveur de laquelle il fait le spirituel plaidoyer suivant : « en fait, du moment qu'un œil est irré- « médiablement aveugle, pour peu qu'il soit le siége « d'un travail pathologique inspirant des craintes « pour l'autre œil, on le condamne à mort. Le « motif est inattaquable assurément dans sa légiti- « mité, mais la repression n'est-elle pas un peu ra- « dicale ? Sans supprimer le criminel, ne pourrait- « on pas le rendre inoffensif ? Ne pourrait-on pas en « matière d'ophthalmie sympathique, supprimer la « peine de mort ? »

La supprimer non ; la restreindre oui.

Si nous ne voyons, en effet, aucun avantage à conserver un œil atrophié ou au contraire transformé par un staphylôme en une masse informe, nous trouvons de sérieuses raisons pour ne pas sacrifier un œil qui tout en étant perdu ne dépare pas le visage, ou qui, si la cornée ou le cristallin sont opaques, peut, ainsi que l'affirment les partisans de l'énervation, tolérer l'application d'une coque artificielle. Ce dernier point est cependant contestable, mais ce qui est bien certain, c'est ce que nombre de malades et de familles, à qui il est possible de faire accepter l'idée de l'énucléation sont beaucoup moins difficiles à persuader lorsqu'on ne leur parle que de l'énervation.

Le malade qui fait l'objet de notre 33e observation et qui sortit de l'hôpital sans vouloir subir l'opération, se fût probablement montré plus traitable si on ne lui avait parlé que de l'énervation.

Les différents auteurs qui ont écrit sur cet intéressant sujet ont exposé chacun leur manuel opératoire; nous ne pouvons les analyser tous, mais nous dirons qu'ils peuvent être ramenés à deux méthodes principales.

1re *Méthode* — Employée par Rondeau, Boucheron, Dianoux, elle consiste à faire une incision à la partie externe ou interne de la conjonctive et à aller, à l'aide d'un ténotome ou de ciseaux courbes, le petit doigt servant de guide, couper le nerf optique et les nerfs ciliaires.

2e *Méthode* : — Recommandée par Schæler, Abadie, Myer, Boucheron, Warlomont, elle diffère de la précédente, en ce que l'on fait une large incision périkératique de la conjonctive, avec section du muscle droit externe, d'où la possibilité de luxer le globe de l'œil et d'accomplir à ciel ouvert et non à tâtons la manœuvre opératoire.

« En voyant l'œil ainsi luxé hors de l'orbite, et « privé de presque tous ses éléments vasculaires et « nerveux dit le Dr Abadie, on serait tenté de croire, « qu'il ne pourra résister à un pareil délabrement. Il « n'en n'est rien, et je n'ai encore jamais observé de « gangrène sur un point quelconque des enveloppes; « les vaisseaux qui pénétrent dans son segment anté- « rieur suffisent pour empêcher sa désorganisation. « Les suites de l'opération ont toujours été des plus sim- « ples et je n'ai jamais constaté des réactions inflam- « matoires inquiétantes. »

Cependant, pour être impartial et complet, je dois ajouter que les derniers numéros des annales d'oculistique enregistrent des cas d'insuccès et même de mort à la suite de l'énervation, et qu'il demeure acquis dès maintenant que cette opération ne doit être tentée que chez des sujets jeunes, dont la nutrition est parfaite, indemnes par conséquent de toute diathèse scrofuleuse, syphilitique ou autre.

## Prophylaxie

Après tout ce que nous venons de dire sur les blessures du globe de l'œil, qui se présentent journellement dans nos arsenaux, et sur leurs graves conséquences, il serait superflu d'insister pour faire ressortir l'extrême utilité qu'il y aurait, au point de vue de l'individu, à voir adopter de sérieuses mesures prophylactiques.

Il nous suffira de citer quelques règlements fixant le tarif des pensions à accorder aux ouvriers en cas d'infirmités causées par des blessures reçues sur les chantiers, pour prouver que, au point de vue de l'Etat, il n'y aurait pas un moindre intérêt à adopter ces mesures.

La cécité ou la perte totale ou irrémédiable de la vue ouvre un droit immédiat à une pension de 1818 fr. à 657 fr. suivant le grade ou l'assimilation du blessé.

La perte totale de l'un des yeux, ou la désorganisation du globe de l'œil, par suite d'ophthalmie, de staphylôme, d'amaurose, de cataracte résultant d'un service commandé, donne droit à une pension de 1165 fr. à 365 fr. suivant le grade ou l'assimilation.

Ne sommes-nous pas autorisé à conclure qu'il y aurait lieu, dans l'intérêt de l'Etat, autant que dans celui de l'ouvrier, d'obliger tout homme se trouvant exposé, par le fait même de sa profession, aux accidents que nous venons d'étudier, à porter pendant le travail des lunettes protectrices qui seraient fournies par l'administration. Les casseurs de pierres ne répugnent pas à recourir à cette précaution ; les chauffeurs de la marine ont aussi l'habitude, lorsqu'ils sont devant les feux, d'employer des lunettes dites à escarbilles, il ne s'agirait donc que de donner une plus grande extension à ces mesures de précautions.

Des lunettes composées d'un fort grillage convexe et à mailles suffisamment étroites, seraient assurément le meilleur moyen de défense de l'œil, et il pourrait sans inconvénients être adopté par les ouvriers se livrant à des travaux grossiers. Mais pour les ouvrages minuitieux comme ceux des burineurs et et des ajusteurs par exemple, un semblable appareil troublerait certainement la netteté de la vision, et causerait une grande fatigue des yeux. Pour ce groupe de travailleurs on pourrait conseiller des lunettes à grillage latéral dont le verre central serait remplacé par un disque de talc, par exemple, moins susceptible que le verre de se briser en éclats et de blesser l'œil qui, chez ces ouvriers, n'est généralement menacé que par des éclats métalliques de petites dimensions.



---

2270. — Imp. A. WALTENER et Cᵉ, rue Belle-Cordière, 14, Lyon.

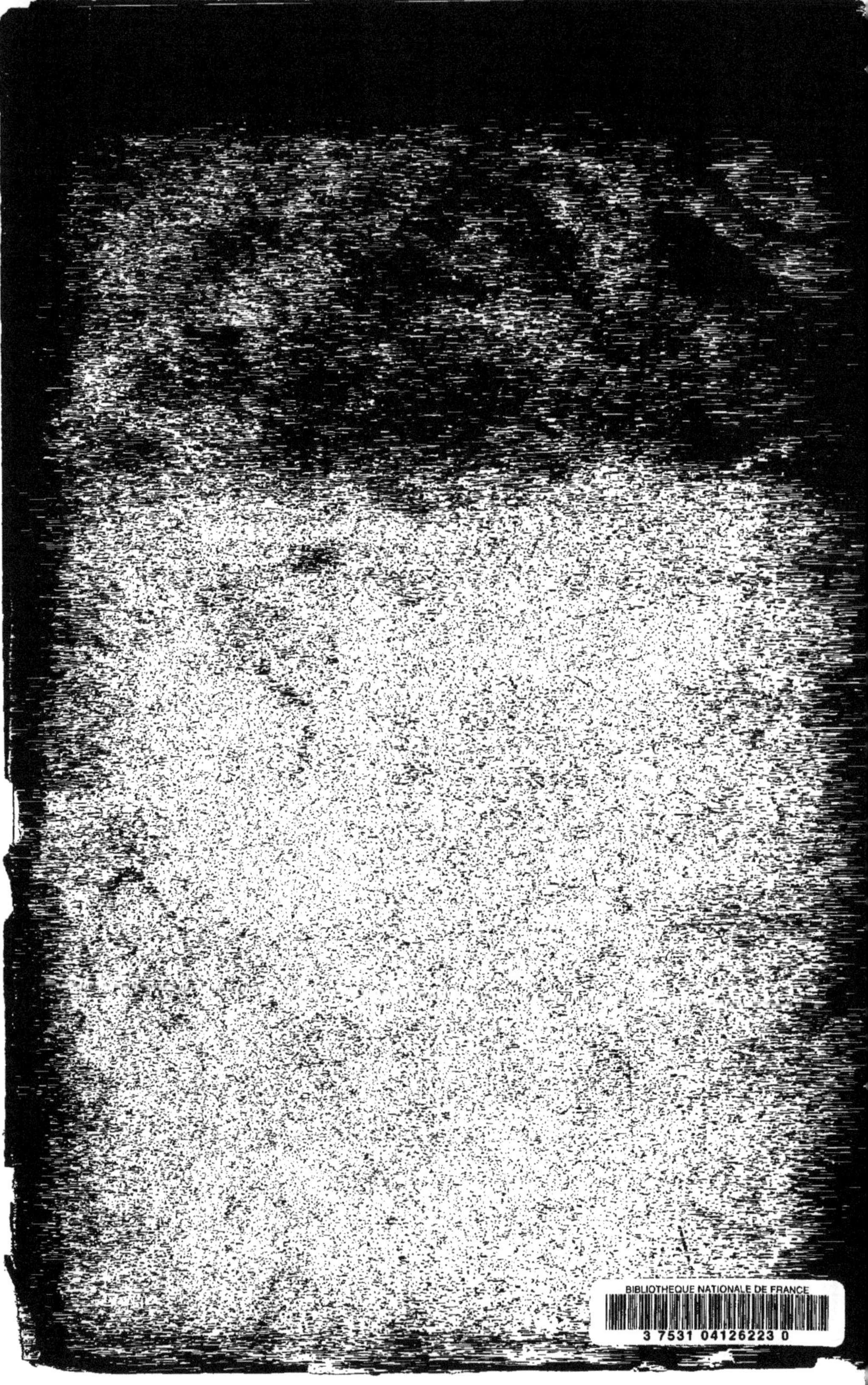

www.ingramcontent.com/pod-product-compliance
Ingram Content Group UK Ltd.
Pitfield, Milton Keynes, MK11 3LW, UK
UKHW012248240726
13966UKWH00004B/1348

9 782011 340504